의료서비스 실무

저자소개

김 란　유한대학교 의료뷰티학과 겸임교수
손효정　유한대학교 의료뷰티학과 교수
윤미정　비쥬얼피부과의원 총괄실장
정정희　제주한라대학교 보건행정과 겸임교수

의료서비스 실무

인　　쇄 | 2024년 3월 5일
발　　행 | 2024년 3월 6일

지　은　이 | 김란, 손효정, 윤미정, 정정희
발　행　인 | 모형중
표지디자인 | 이명호
본문디자인 | 박소희
발　행　처 | 포널스 출판사
등　　록 | 제2017-000021호

등록기준지 | 서울시 강북구 노해로8길22 3층
강 북 지 점 | 서울시 강북구 삼양로104 1층
전　　화 | 02-905-9671, 02-980-1005 Fax. 02-905-9670

ⓒ 2024년 의료서비스 실무
본서는 저자와의 계약에 의해 포널스 출판사에서 발행합니다.
본서의 내용 및 삽화 일부 혹은 전부를 무단으로 복제하는 것은 법으로 금지되어 있습니다.

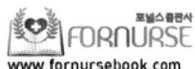
www.fornursebook.com

도서 반품과 파본 교환은 본사입니다.
검인은 지은이와의 합의하에 생략합니다.

ISBN 979-11-6627-539-5　　93510
정가 17,000원

저자소개

김란
현)유한대학교 의료뷰티학과 겸임교수
현)메디컬디자인연구소 대표
전)포에버의원 제주점 경영이사

정정희
현)제주한라대 보건행정과 겸임교수
현)제이콤마에듀 대표
전)참조은치과병원 이사

손효정
현) 유한대학교 의료뷰티학과 교수
전) 중앙대학교병원 피부관리사
전) 연성대학교 뷰티스타일리스트과 스킨케어전공 산학전담교수

윤미정
현) 비쥬얼피부과의원 총괄실장
현) 메디컬디자인연구소 전임강사
전) 연성대 뷰티스타일리스트과 겸임교수

머리말

우리나라는 의료 인력의 증가로 대형병원뿐 아니라 1차 의료기관의 개원도 점점 늘어나고 있는 추세입니다. 고객유치를 위한 치열한 경쟁을 하지만 병원의 수익 감소, 마케팅비용의 증가, 우수인력 확보의 어려움 등 여러 가지 어려움에 직면하게 되었습니다.

이러한 시기에 높아진 고객의 의료수요를 충족시키고 서비스 질을 높이고자 하는 병·의원이 늘어나고 있으며 이에 따른 의료서비스 종사자의 역할도 중요해지고 있습니다.
의료서비스 제공자와 고객 간의 원활한 의사소통을 조율하고자 다양한 전문 인력이 필요합니다. 그 중 코디네이터는 서비스뿐 아니라 접점별 문제점을 찾아내 개선하여 환자에게 더 나은 의료서비스를 제공하는 구성원으로서 중요한 역할을 하게 되었습니다.

이 책은 빠르게 변화하는 의료 환경에서 의료서비스 실무에 대한 기반을 다지고 실무에 적용할 수 있도록 주제별로 이론과 다양한 사례를 준비하였습니다.
또한 병의원 현장에서 실습을 통해 학습할 수 있도록 내용을 구성하였습니다.

병의원에서 의료서비스 현장 실무 경험을 토대로 의료진 및 구성원을 대상으로 교육 및 코칭, 컨설팅 경험을 통해 이론 내용을 수집하였으며 현장에 적용할 수 있도록 구성하였습니다.

이 책은 복잡한 의료 환경에서 병원 코디네이터의 역할과 책임에 대한 포괄적인 개요를 제공하고 전문적인 내용을 보다 이해하기 쉽고 실무에 효과적으로 적용하기 위하여 실제 사례중심의 내용으로 구성하였기 때문에 의료기관 현장에 종사하고 있거나 종사를 희망하는 사람들에게 필요한 지침서가 될 것으로 생각합니다.

끝으로,
이 책이 의료기관과 직원과 환자를 이해하고 의료서비스 실무를 통해 고객만족서비스를 할 수 있는 자질과 역할을 가지는 데 도움이 되기를 바랍니다.

목차

* 머리말

제1장 병원환경과 조직의 이해 ·········· 7

Ⅰ. 의료기관 조직의 이해 ·········· 9
1. 의료기관의 이해 ·········· 9
2. 의료기관 조직 변화 ·········· 14
3. 의료기관 조직의 특성 ·········· 21
4. 의료기관 경영 환경 ·········· 21

Ⅱ. 병원코디네이터의 이해 ·········· 28
1. 병원코디네이터의 정의 ·········· 28
2. 병원코디네이터의 직업 전망 ·········· 29
3. 병원코디네이터의 필요성 ·········· 30
4. 병원코디네이터의 기대효과 ·········· 31
5. 병원코디네이터의 역할과 자질 및 서비스 마인드 ·········· 31
6. 병원코디네이터의 다양한 직무 ·········· 33

제2장 의료서비스와 고객만족 경영 ·········· 37

Ⅰ. 의료서비스와 고객만족 경영 ·········· 39
1. 서비스의 정의 및 품질 ·········· 39
2. 의료서비스의 정의 및 특성 ·········· 41
3. 의료서비스 품질 및 관리 ·········· 45
4. 고객만족 경영 ·········· 49

Ⅱ. 의료서비스인의 이미지메이킹 ·· 54

   1. 이미지의 정의 ·· 54
   2. 이미지메이킹의 정의 ·· 58
   3. 의료서비스인의 이미지메이킹의 중요성 ······································ 59
   4. 이미지메이킹의 요소 ·· 59
   5. 이미지메이킹의 효과 ·· 66

Ⅲ. 의료서비스인의 기본 매너 ·· 68

   1. 에티켓과 매너 ·· 68
   2. 의료서비스인의 직장 예절 ·· 70
   3. 의료서비스인의 고객 응대 매너 ·· 76

제3장 의료서비스 마케팅 ·· 85

Ⅰ. MOT(Moment of Truth) 마케팅 ··· 86

   1. MOT의 이해 ·· 86
   2. MOT의 적용 ·· 88
   3. 서비스 접점 관리 ·· 95
   4. 고객 접점 응대 매뉴얼 구축 ·· 102

Ⅱ. 불만고객 응대 ··· 105

   1. 불만 고객 발생 개요 ·· 105
   2. 불만 고객 관리의 중요성 ·· 106
   3. 컴플레인과 클레임 ·· 108
   4. 화이트 컨슈머와 블랙 컨슈머 ·· 111
   5. 불만 고객 해결 방안 ·· 112
   6. 불만 고객 처리 단계 ·· 117
   7. 불만 고객 응대 후 자기 관리법 ·· 118

Ⅲ. VOC 관리 ······ 120
1. VOC의 정의 ······ 120
2. VOC의 중요성 ······ 120
3. VOC의 목적 ······ 120
4. VOC의 발달 과정 ······ 121
5. VOC 분류 ······ 122
6. VOC 수집 방법 ······ 123
7. VOC 관리 시스템 ······ 124

제4장 병원환경에서의 커뮤니케이션 ······ 127

Ⅰ. 고객 커뮤니케이션 ······ 129
1. 커뮤니케이션의 이해 ······ 129
2. 전화응대 커뮤니케이션 ······ 138

Ⅱ. 직원 커뮤니케이션 ······ 144
1. 인사 매너 ······ 144
2. 호칭 매너 ······ 146

Ⅲ. 고객 행동 유형별 이해 ······ 148
1. 고객 행동 유형별 이해(DISC) ······ 148
2. 고객 행동 유형별 이해(MBTI) ······ 151

제5장 의료서비스 상담 ······ 155
1. 의료서비스 상담의 개념 ······ 156
2. 의료서비스 상담의 특징 ······ 161
3. 의료서비스 상담의 종류 ······ 163
4. 의료서비스 상담의 준비 과정 ······ 165

참고 문헌 ······ 183

제1장

병원환경과 조직의 이해

Ⅰ. 의료기관 조직의 이해

Ⅱ. 병원코디네이터의 이해

제1장 병원환경과 조직의 이해

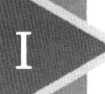 **의료기관 조직의 이해**

1. 의료기관의 이해

　병원의 종류에는 의원급, 병원급으로 나뉜다.
그 외 보건복지부 장관이 지정하는 전문병원과 상급종합병원이 있다. 주변에서 흔히 보는 병원은 의원, 한의원, 요양병원, 종합병원 등 다양하며 이에 따라 시설도 다르고 의료 수가도 다르다.
　병원의 종류에 따라 국가에서는 1989년 의료보험과 함께 의료전달체계 제도를 도입하였다. 환자가 적시적소에 적정진료를 받을 수 있게 하는 데 그 목적이 있다.
　이에 따라 1차 의료기관, 2차 의료기관, 3차 의료기관으로 분류하고 있다.

1) 의료기관의 이해와 특성

　의료기관(Medical institution)은 의료인이 공중 또는 특정 다수를 위하여 의료, 조산의 업을 하는 곳이다.

> ❖ **우선 세계보건기구에서 정의하는 병원은 다음과 같다.**
> 　첫째, 사회 및 의료조직의 불가결한 역할을 수행하는 기관이다.
> 　둘째, 지역사회 주민들에게 치료와 예방을 통합하는 총괄적인 의료를 서비스하는 것이 목적인 기관이다.
> 　세계보건기구의 헌장에서 "건강"이라는 단어는 단순히 질병이 없는 상태가 아닌 개념에서 벗어나 육체적, 정신적, 사회적으로 안정된 상태를 말한다. 세계 각지의 개인, 가족 그리고 공동체를 위해 보건학적, 의학적으로 할 수 있는 보다 나은 서비스를 제공할 수 있도록 노력하고 있다.
> 　대한민국 의료법에서 정의하는 병원은 다음과 같다.
> 　첫째, "의료인이 공중 또는 특정 다수인을 위해 의료, 조산업을 행하는 곳"이라고 정의하고 있다.
> 　둘째, 우리나라에서는 모든 의료기관들은 같은 진료를 진행하고 있지 않으며, 모든 의료기관들은 법이 정한 구분을 통해 설립되고 관리되고 있다.
> 　셋째, 병원은 의원급, 병원급, 종합병원급으로 분류되고 있다.

┃WHO와 대한민국 의료법에서 정의하고 있는 의료기관┃

(1) 의원의 표준 업무는 주로 외래환자를 대상으로 의료서비스를 제공하는 것이다
- 간단하고 흔한 질병에 대한 외래 진료
- 질병의 예방 및 상담 등 포괄적인 의료서비스
- 지역사회 주민의 건강보호와 증진을 위한 건강관리
- 정기 치료가 필요한 만성질환을 가진 환자로 입원할 필요가 없는 환자의 진료
- 간단한 외과적 수술이나 처치 등 그 밖의 통원치료가 가능한 환자의 진료
- 다른 의원급 의료기관으로부터 의뢰받은 환자의 진료
- 병원, 종합병원, 상급 종합병원의 표준업무에 부합하는 진료를 마친 후 회송 받은 환자의 진료

(2) 병원과 종합병원의 표준업무는 주로 입원환자를 대상으로 진료하는 것이다
- 일반적인 입원, 수술 진료
- 분야별로 보다 전문적인 관리가 필요한 환자의 진료
- 입원할 필요가 있는 환자의 진료
- 합병증 등 다른 질환을 동반하여 의료기관에서 수술, 입원 등이 필요한 환자의 진료
- 상급종합병원으로부터 회송 받은 환자의 진료, 장기입원이 필요한 환자의 진료

(3) 상급종합병원의 표준업무는 주로 중증 환자를 대상으로 진료하는 것이다
- 수술, 시술 등 고난도의 치료기술을 필요로 하는 중한 질병의 진료
- 치사율이 높고, 합병증 발생 가능성이 높은 질환을 가진 환자의 진료
- 다수 진료과목의 진료와 특수시설, 장비의 이용이 필요한 환자의 진료
- 희귀, 난치성 질환을 가진 환자의 진료
- 중증질환에 대한 전문진료 분야별 전문진료센터의 운영

이처럼 각기 다른 역할을 부여받은 의료기관들은 우리의 생명과 건강한 삶을 위해 정해진 법령에 의해 그리고 설립 목적에 의해 의료기관이 운영되고 있다.
　의원이나 병원들 모두가 상급종합병원만큼의 의학적 지식이 없는 것이 아닌 역할이 구분되어 있고 할 수 있는 수행 범위가 정해져 있다는 것을 이해하여 효율적으로 의료기관을 이용해야 한다.

2) 병원의 분류

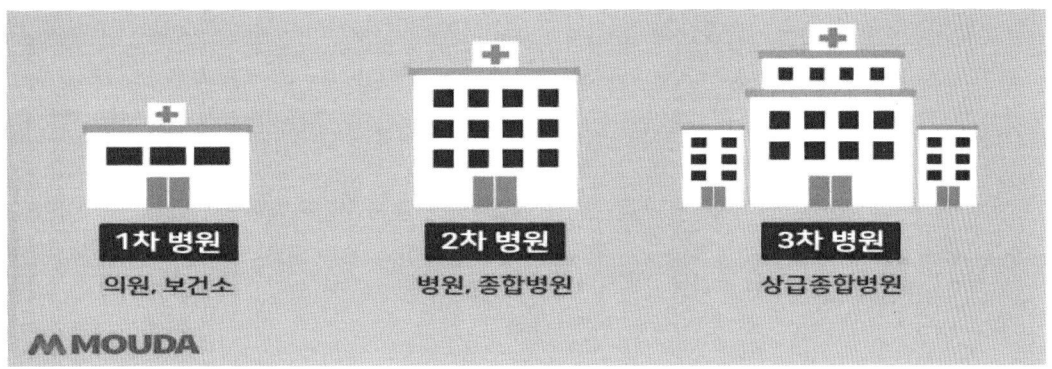

(1) 의료시설 체계에 따른 분류

분류	시설	진료 대상	의료기관
1차 병원	- 주로 외래환자를 대상으로 의료 행위를 하는 의료기관 - 30병상 미만	- 외래 진료 환자 - 단기 입원 환자 - 진료 난이도가 낮은 증세의 환자 - 증상이 완화된 2·3차 병원 진료환자	의원 보건소 보건의료원 보건지소
2차 병원	- 100개 병상 이상 300병상 이하의 경우 7개 진료과목 이상, 각 진료과목마다 전속하는 전문의를 두어야 함 - 300병상 초과의 경우 9개 진료과목 이상, 각 진료과목마다 전속하는 전문의를 두어야 함	- 입원 진료 환자 - 진료 난이도가 중증의 환자 - 합병증이 발생한 1차 병원 진료 환자	병원 종합병원 시·도지사의 개설 허가 의료기관
3차 병원	- 의과대학 부속병원(대학병원)은 500병상 이상, 종합병원은 700병상 이상, 진료과목은 최소 9개과 이상, 각 진료과에는 3년 차 이상의 전공의가 있어야 함(다만, 모든 대학병원이 3차 병원은 아님)	- 입원 진료 환자 - 진료 난이도가 높고 세부 전문의의 협진이 필요한 환자 - 희귀질환 환자 - 치사율이 높은 질환의 환자 - 합병증 발생 환자	상급종합병원

진료과목	주요 진료 분야
내과	각종 내부 장기를 수술하지 않는 방법으로 치료 식도, 위 등 소화기 질환, 폐암, 심장, 혈관, 혈압, 당뇨 등과 관련된 병원 치료
소아청소년과	18세 미만의 소아 및 청소년들의 질환 치료 미숙아, 신생아 치료, 소아의 신장, 신경, 호흡기, 알레르기 등을 치료
산부인과	임신 및 출산과 여성의 생식기에 관련된 질환 치료
정신건강의학과	정신병적 증상을 나타내는 질환 치료
신경과	뇌졸중, 간질, 치매, 신경통 등 신경계와 관련된 질환 치료
가정의학과	연령, 성별, 질병의 종류에 관계없이 가족을 대상으로 지속적인 예방, 검진 및 치료 등 포괄적인 의료 제공
피부과	여드름, 탈모, 두드러기 등 피부과 관련된 질환 치료
일반외과	맹장염, 감염질환, 소화기 계통 등 수술을 요하는 질환 치료
정형외과	골격 및 근육에 관한 질환을 수술과 비수술적 방법으로 치료
재활의학과	재활전문 의사가 물리치료사와 함께 근육 뼈, 신경 계통의 질환 치료
비뇨기과	콩팥, 방광 등 요로계 장기들과 음경, 고환 등 생식기관에서 발생하는 질환 치료
안과	백내장, 녹내장, 근시 교정 수술처럼 눈과 눈의 신경에 관련된 질환 치료
이비인후과	귀, 코, 목 등과 관련된 질환 치료
치과	치아교정, 보철, 스케일링, 치아 신경치료 등
응급의학과	응급환자에 대한 즉각적인 진단과 치료

| 의원 또는 병원의 진료 분야와 진료과목 리스트 |

(2) 의료기관 종류에 따른 분류

	종류	병상 및 진료과목	주요기능
의원급 의료기관	의원 치과의원 한의원	29개 이하의 병상 운용	외래환자 위주의 진료
병원급 의료기관	병원, 치과병원, 한방병원, 요양병원	30개 이상의 병상 보유	입원환자 위주의 진료
	종합병원	100개 이상의 병상과 7개 이상의 진료과 보유	다양한 질환자에 대한 입원치료 중심의 진료
	상급종합병원	종합병원 중 20개 이상의 진료과목 및 수련병원 등의 자격을 갖춘 병원	중증질환자에 대한 난이도 높은 의료 행위 및 전문의 양성

(3) 병원기능에 따른 분류

전문병원	병원급 의료기관 중 특정 진료과목이나 특정 질환 등에 대하여 난이도가 높은 의료 행위를 하는 병원 3년마다 재평가를 실시하여 재 지정하거나 지정을 취소할 수 있음
수련병원	전문의 수련 규정에 따라 보건복지부 장관의 지정을 받아 전공의를 수련시키는 의료기관. 대학병원과는 다른 개념으로 수련병원은 전문의를 양성하기 위한 교육기관
교육 협력병원	의과대학이 대학 소속 외 병원과 교육협력관계를 맺는 경우 - 삼성서울병원-성균관대학교 - 서울아산병원-울산대학교

우리나라 의료기관은 공공 의료기관과 대학병원, 2차 병원, 1차 의원급으로 구분된 민간병원으로 나누어져 있다. 그 가운데 가장 많은 비율을 차지하는 것이 1차 의료기관이다.

2000년 의약분업 제도가 시행되면서 1차 의료기관의 급격한 개원 증가와 성장 그리고 경쟁의 시대가 시작되었다. 또한 기존에 없었던 의료기관의 서비스 질 평가 결과에 대한 공개 등으로 인해 일방적인 서비스를 제공하는 것이 아닌 고객이 직접 의료기관을 선택하고 평가할 수 있도록 고객 중심적 사고로 변화하고 있는 추세이다.

2. 의료기관 조직 변화

의료 조직은 의료서비스의 생산, 제공에 있어서 상호 의존적이며 상호 보완적이지만 의료진을 중심으로 직종, 부서, 개인 간 다양한 이해관계와 갈등이 존재한다. 특히 저출산 및 인구 고령화 등으로 인해 질병의 양상이 변화되고 의료 수준 향상에 대한 소비자의 욕구가 증가하고 있다.

병원은 환자의 건강과 생명을 다루는 특수성을 지니고 있어 면허와 자격 위주의 다양한 전문 직종의 인력이 종사하고 있으며 직무의 세분화 및 전문화가 명료하기 때문에 부서 간 직종 간 갈등 요인이 존재한다. 이러한 병원의 특성은 전문 인력과 특수한 직무 환경으로 구성된 병원 조직의 구성원 간의 유기적인 협력을 필요로 한다.

코로나19처럼 예상치 못한 전 세계적 감염병의 발생은 의료기관의 지속적 경영에 지대한 영향을 주었는데 그에 따른 의료기관 환경의 불확실성을 더욱 증가시킬 수 있으므로 의료 환경에 대한 이해와 지속적으로 운영에 대한 연구가 필요하다.

의료기관은 많은 직종과 직급의 다양한 인력으로 구성되어 있으며 여러 종류 면허와 자격을 가진 구성원들이 있다.

병원의 구성원은 직능별로 진료 인력, 행정사무 인력, 기능 인력, 기타 전문 인력으로 구성되어 있다.

진료 인력	의사, 간호사, 조산사, 약사, 의료 기사, 영양사, 의무기록사 등
행정 인력	행정관리사, 사무원, 사무보조원, 코디네이터
기술 인력	의공, 건축, 기계, 전기 등
기능 인력	간호조무사, 청소, 운전, 조리, 배식, 경비, 비서, 전달 등의 노무 인력
기타 전문 인력	심리학자, 물리학자, 의공학자, 경영학자, 법학자 등 특정 전문가

의료 조직은 다양한 전문 인력으로 구성되어 있으며 병원 간 생존 경쟁이 치열해짐에 따라 차별화된 서비스로 의료기관의 경쟁우위 확보를 위한 비전이나 전략을 세우는 등 노력을 하고 있다.

사람들은 더 이상 의학을 마법으로 착각하지 않는다. 의학은 일종의 '서비스'가 되었다. 사람들의 기대 수준은 더욱 복잡해지고 높아지고 있다.

의료기관에 와서 호텔 및 항공식 서비스를 기대하는 사람도 있고, 미용 목적으로 피부 관리를 받으러 병원에 가는 사람이 많아지고 있다. 의료기관을 이용하는 사람들이 변화되면서 돈을 더 내고 고급 의료서비스를 받고 싶다는 사람들도 있다.

이러한 변화로 인해 조직 구성의 다양성이 더욱 확대되고 있다.

1차 의료기관에는 의사, 간호사 외에도 행정 또는 전문 인력들이 활발하게 활동하며 또 다른 의료 분야의 전문직으로 확장되어 가고 있다.

의료 환경의 치열한 경쟁과 변화에 따라 외부 경영전문가를 통해 마케팅, 홍보, 재무, 인사관리 등 병원의 전반적인 경영전략을 파악하고 조직을 개선하기도 한다.

병원 컨설팅은 이러한 병원의 내·외부 현황에 대한 개선을 위한 업무를 하고 있다.

병원·컨설팅	마케팅, 홍보, 광고
	인사, 조직 관리
	의료서비스 실무 (CS, CRM, CEM) 교육
	병원 경영 전략 (재무)

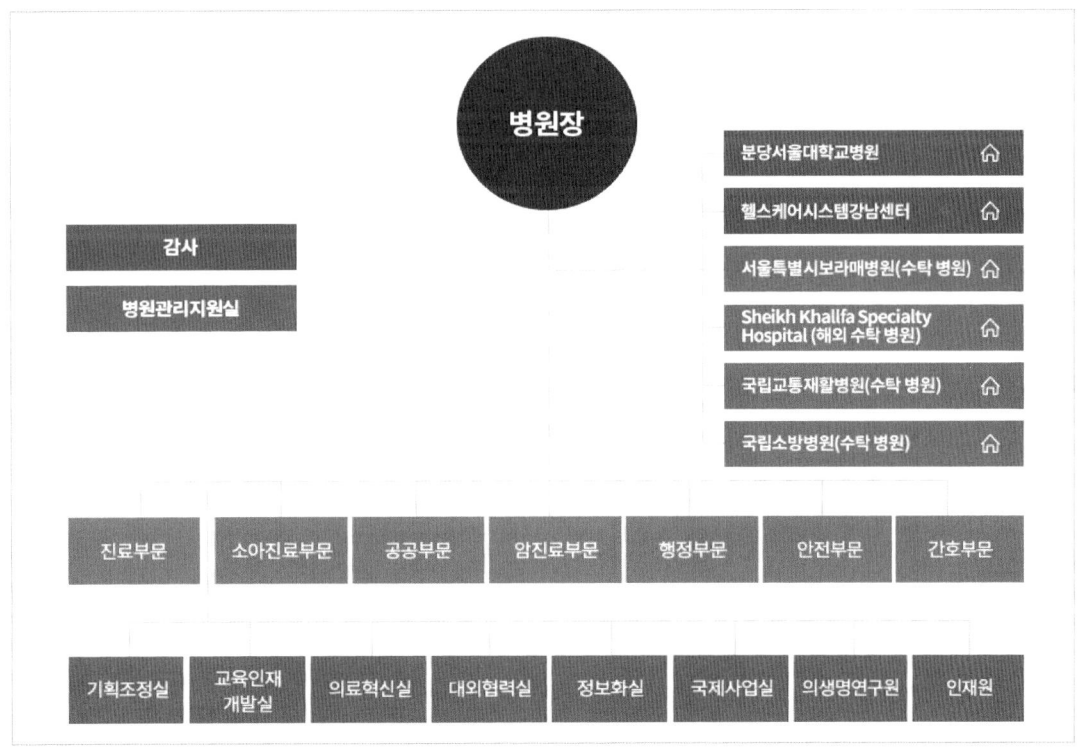

┃ 상급병원·대학병원 조직도 ┃

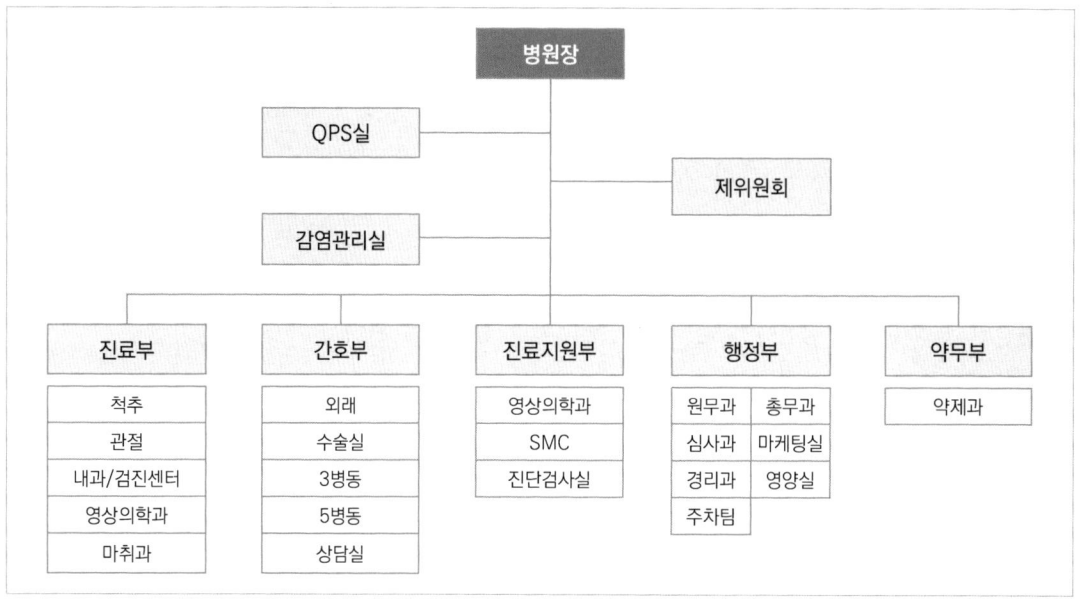

┃ 2차 병의원 조직도 ┃

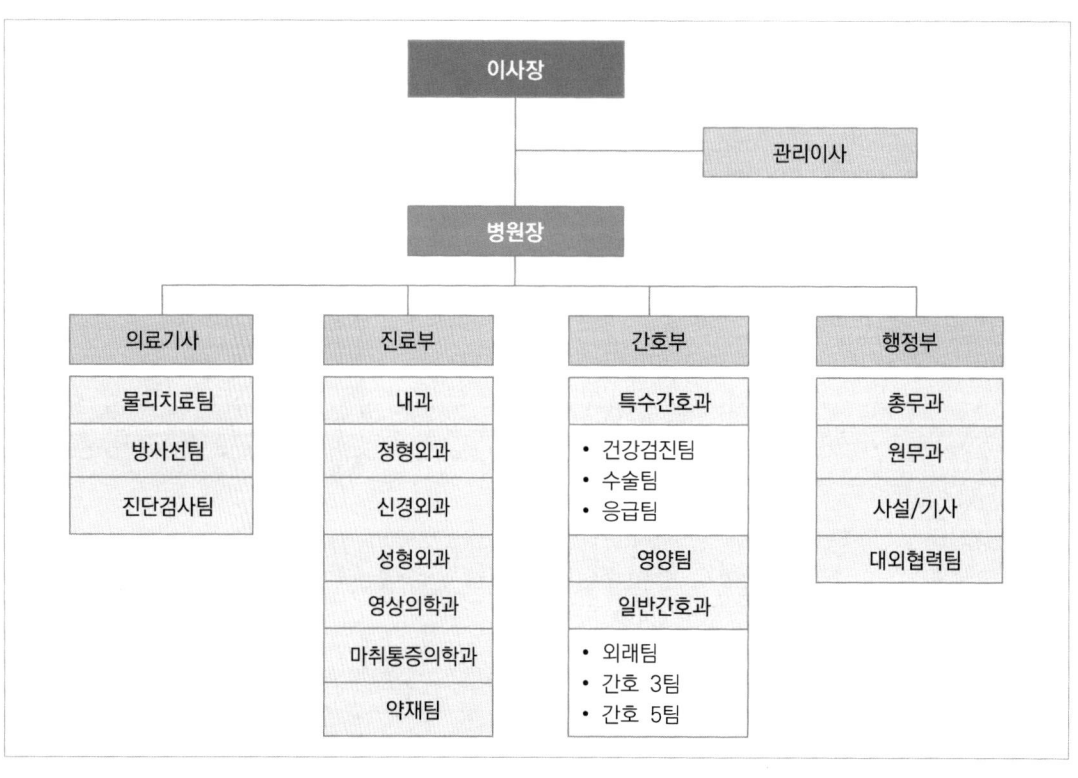

┃ 2차 중소병원·전문병원 조직도 ┃

제1장 병원환경과 조직의 이해　17

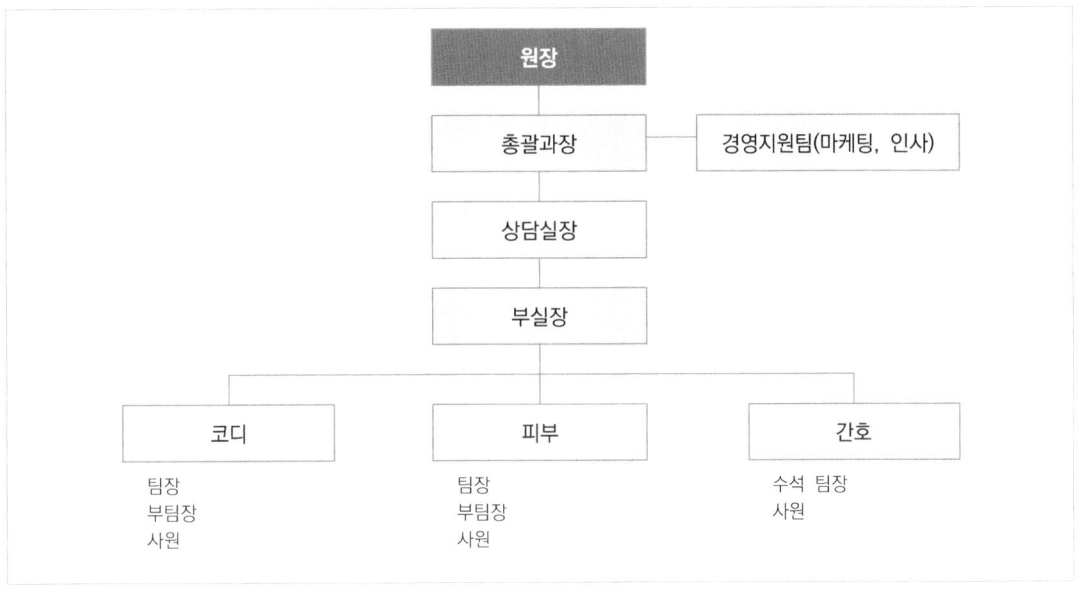

┃1차 병의원 조직도┃

1) 1차 의료기관 피부과·클리닉 역할과 직무

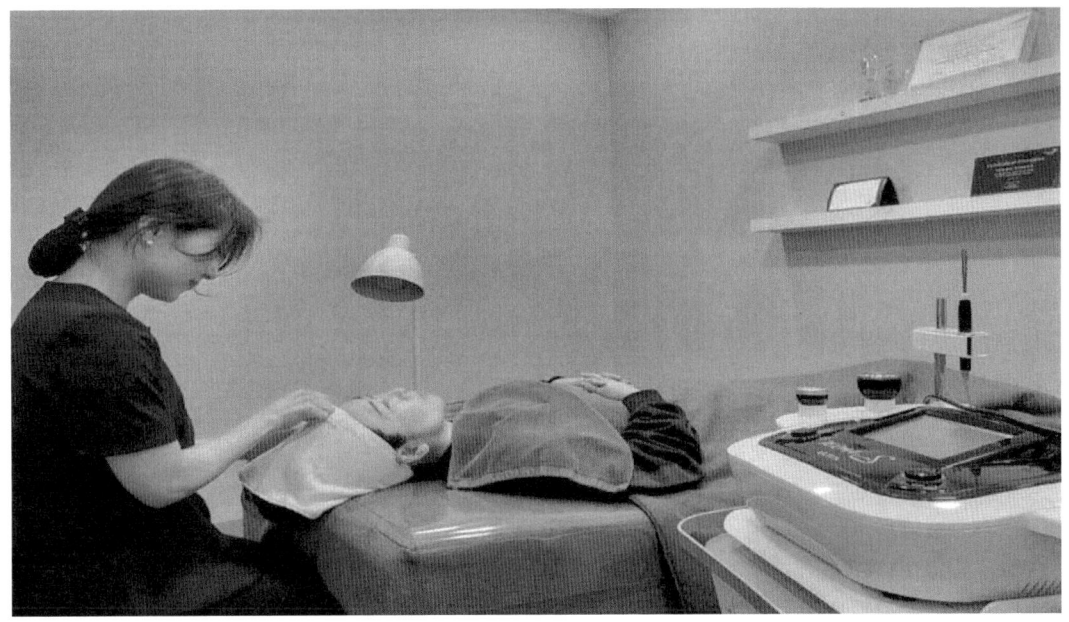

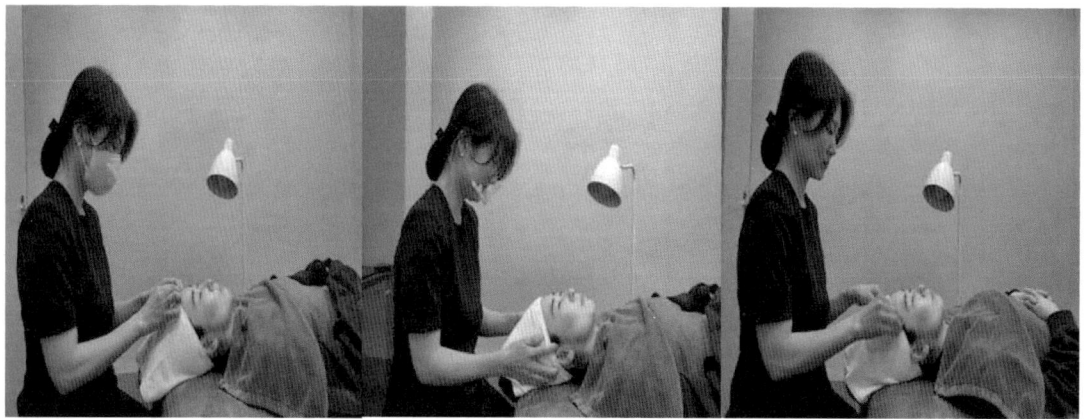

- 레이저 시술 후처치
- 메디컬 스킨케어 관리 및 주의사항 프로토콜 관리
- 고객 위생관리 및 룸 케어
- 화장품 재고관리 및 소모품 관리

┃피부관리사의 역할과 직무┃

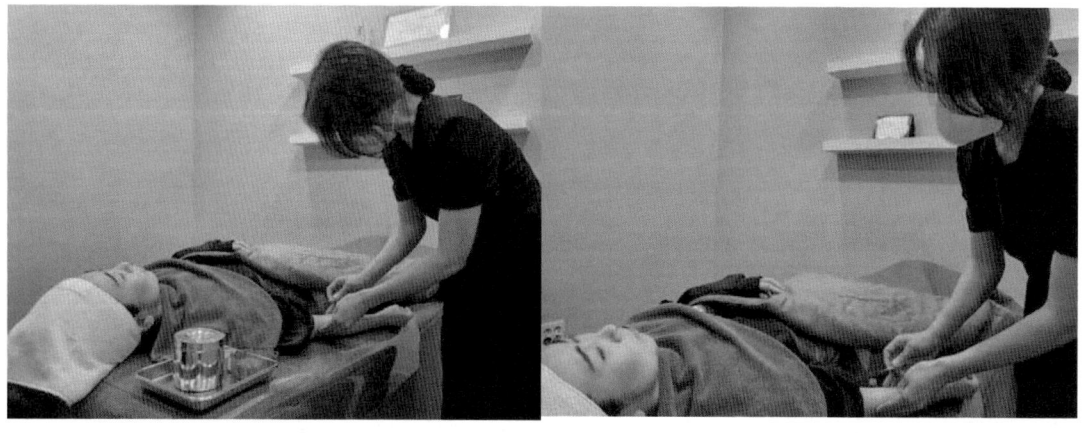

- 레이저 및 시술 어시스트
- I.V, I.M 주사 요법 관리 및 담당
- 고객의 안전 및 위생관리
- 의료용품 재고관리 및 소모품 관리

┃간호조무사의 역할과 직무┃

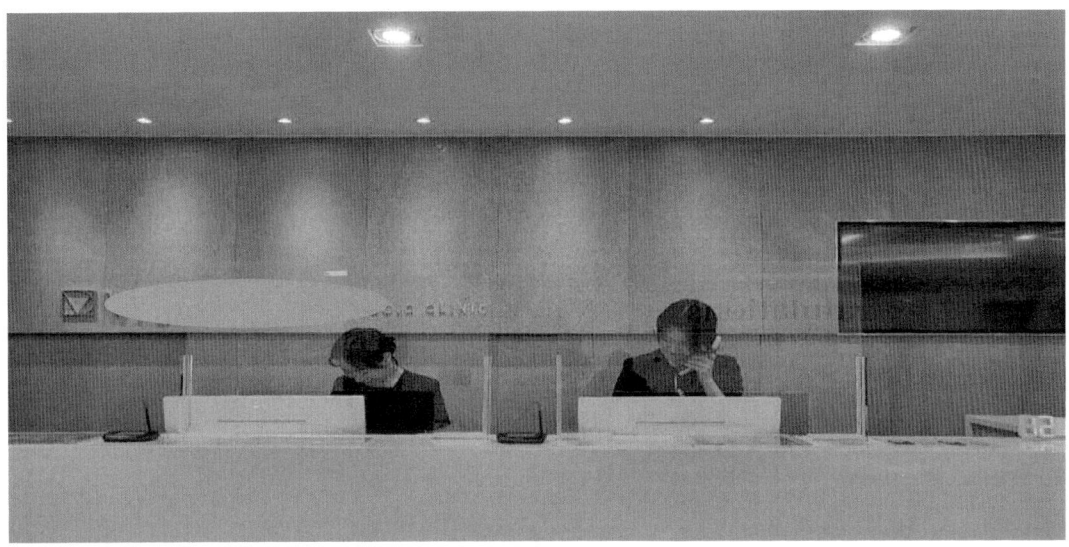

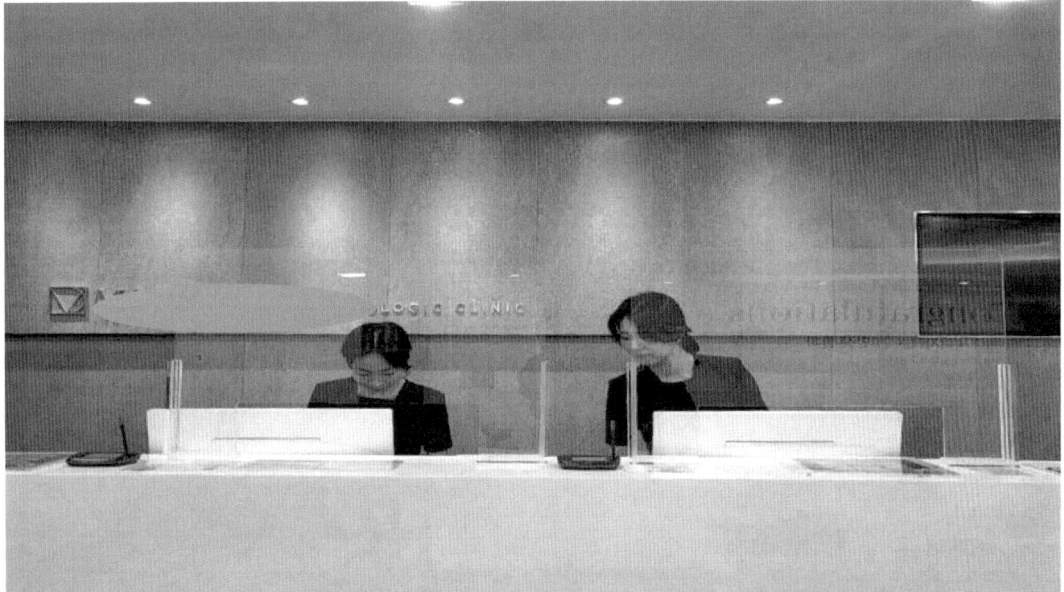

- 접수 및 수납, 예약관리
- 전화 응대 및 채널 관리 (홈페이지, 네이버, 카카오 플러스 응대)
- 간단 고객 상담 및 응대
- 대기실 환경 관리 및 응대

|병원코디네이터의 역할과 직무|

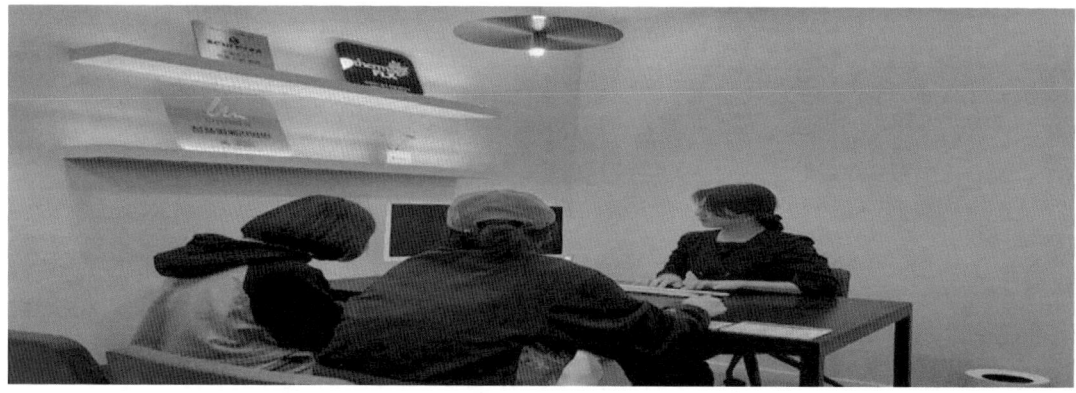

- 신규·재진 고객 상담 및 관리와 응대
- 차트 분석 및 리뷰 담당
- 상담 기록 및 통계 관리
- 이벤트 및 패키지 프로그램 기획
- 고객 해피콜(담당 고객 관리)
- 컴플레인 관리 및 응대

❙상담실장의 역할과 직무❙

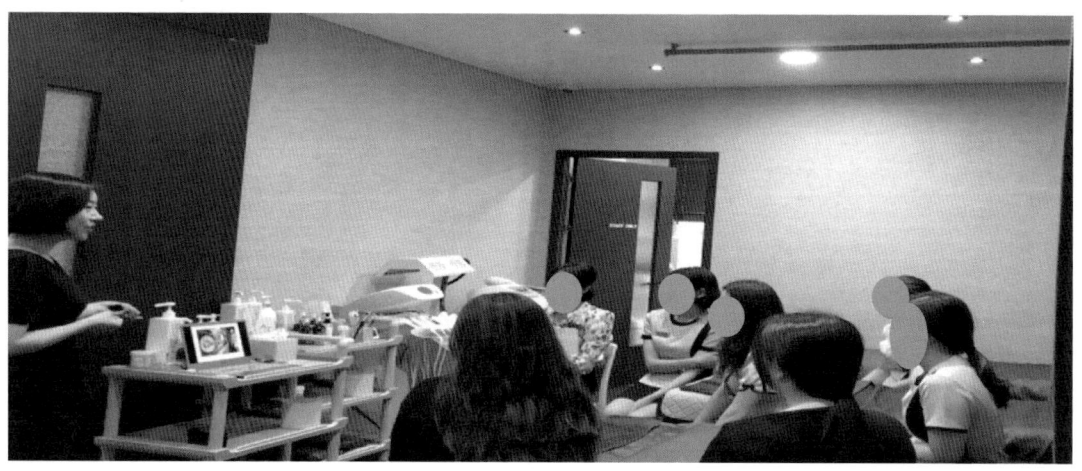

- VIP 고객 관리 및 응대
- 원내 프로그램 운영 관리 및 최종 담당자
- 직원 교육 및 내부 운영 관리
- 직원 관리

❙총괄실장의 역할과 직무❙

3. 의료기관 조직의 특성

1) 고도로 자본 집약적이면서 노동집약적인 경영체

병원은 건물, 설비, 고가 의료장비를 갖추어야 하기 때문에 높은 투자비가 소요되는데 투자회수율이 극히 낮다. 그뿐만 아니라 대부분 서비스를 사람의 노동력에 의해 제공하는 조직체이다.

2) 다양한 사업 목적을 가진 조직체

병원은 기능의 공익성 때문에 이윤 극대화 원칙이 적용될 수 없는 특성이 있다. 또한 병원은 수익을 보장받는 의료서비스 만이 아니라 의학 교육, 의학 연구, 의료기술 개발, 공중보건 증진 등 성격이 다른 여러 목적을 추구하고 있다.

3) 복잡한 전환 과정을 거쳐 서비스를 생산하는 기업체

의료서비스 산출은 여러 전문 직종의 유기적인 협력관계와 여러 보조 인력의 지원이 혼합되어 만들어진다. 의사의 진단, 간호사의 간호, 의료 기사의 검사, 이들 활동을 돕고 서류관리를 돕는 행정사무 등이 서로 유기적으로 연결되어야만 한 환자의 진료행위가 적절히 이루어진다.

4) 생산된 서비스의 품질관리나 업적평가가 극히 곤란한 조직체

의료서비스는 인간의 신체적, 정신적 질환을 주 대상으로 하기 때문에 서비스의 결과가 객관적으로 측정되지 않는다. 병원 진료서비스의 대상은 환자에 따라 질병의 진행 과정에 따라 극히 불확실하기 때문이다.

4. 의료기관 경영 환경

조직을 둘러쌓고 있는 시장 환경은 항상 외부 환경에 의해 움직이거나 변화할 수 있다. 즉, 시장 환경의 변화에 대응하여 조직을 움직여야 한다. 환경에 적응하고 있어도 그 환경이 변함에 따라서 그 조직의 전략은 효과성이 무의미하게 될 수 있기 때문이다. 그래서 어떤 조직이든 지속 가능한 성장과 발전을 위해서는 환경의 변화에 적응하여야 한다. 의료기관도 경영 환경에 대한 시장 환경의 상황과 변화를 파악하여 대응했을 때 발전이 가능하다.

이러한 환경 변화에 대응하기 위해서는 병원이 가지고 있는 기본적인 특성에 따라 종합적인 분석과 검토가 필요하다. 즉 조직체가 바른 방향으로 형성되어 있는가를 확인해야 한다. 조직체는 경영이념과 경영방침이 기본적 바탕이 되어야 하며, 아울러 직원의 사기 진작과 서비스의 질이 확보되어야 한다.

1) 대외적 환경

의료기관 대외적 경영 환경 요인은 병원 산업의 양적 증가, 병원 간 경쟁 심화, 신규 진입자의 경쟁 확대, 의료공급의 확대, 인력시장의 변화, 중소병원의 확대, 네트워크 병원의 확대 등으로 나누어 살펴본다.

- 병원 간 경쟁 심화
- 신규진입자의 경쟁 확대
- 의료 공급의 확대
- 인력 시장의 변화
- 중소 병원의 확산
- 네트워크 병원의 확대

┃의료기관의 대외적 경영 환경┃

(1) 병원 간 경쟁 심화

1980년 중반 이후 의료계는 개원 의원의 증가로 의료시장이 포화상태에 이르고 중소병원은 지속적으로 어려움을 겪고 있다.

병원이 비 진료영역으로 사업 범위를 확장하면서 병원 간 사업기회 선점과 환자 유치를 위한 경쟁이 지속될 것으로 예상된다. 선진 병원은 사업조직을 강화하고 병원 내 진료 시스템을 바탕으로 외부 전문 서비스 기관과의 연계를 확대할 것이다.

병원들은 경쟁에서 생존하기 위해 고객 니즈를 만족시킬 수 있는 차별화된 치료 기술과 서비스를 개발하고 있다.

(2) 신규 진입자의 경쟁 확대

신규 의료기관의 진입은 같은 지역 내에서 동종의 의료기관 증가로 인해 기존 고객이 이동하게 됨으로써 고객이 분산되고 의료기관은 신규 고객 확보 및 기존 고객 유지를 위해 홍보나 마케팅 비용을 증가하면서 경영악화를 겪게 된다.

또한 2011년도부터 본격적으로 도입된 전문병원은 특정 진료과목이나 질병에 대한 전문적인 질병을 담당하는 전문 의료기관으로 대학 병원급과 경쟁할 수 있는 의료기술을 갖추고 있어 대형병원과 경쟁관계에 돌입하게 되었다. 산부인과, 소아청소년과, 신경외과, 안과, 외과, 이비인후과, 재활의학과 및 정형외과 등 8개 진료과목에서 관절, 뇌혈관, 대장 항문, 수지접합, 심장, 알코올, 유방, 척추, 화상, 중풍질환에 대하여 일정 요건만 갖추면 전문병원으로 지정받을 수 있도록 하였다.

분야별 전문병원 도입에 따라 대형병원도 서비스 경쟁에서 우위를 계속 유지할 수 없으며 의료서비스 질의 경쟁이 더욱 치열할 것으로 예상되고 있다. 앞으로 전문병원화 추세가 가속화될 것이다.

(3) 의료공급의 확대

우리나라는 인구 대비 병상 공급이 매우 많은 나라로써 인구 천 명당 병상 수는 꾸준히 증가하고 있다. 1980년 인구 1,000명당 병상수가 2.7개에서 2021년에는 12.8개로 OECD 평균 4.3개보다 3배가 높으며, 인구 대비 병상수가 가장 많은 나라가 되었다. 또한, 2021년 기준 우리나라 국민 1인당 병원 외래 진료 횟수는 연간 15.7회로 OECD 국가 중 가장 많다.

보건복지부 보건복지통계연보에 따르면 2020년 우리나라 면허 의사 수는 약 13만 명이며 인구 대비 의사 수가 매년 증가하고 있는 상황이지만 현재 의료 인력은 OECD 평균에 미치지 못하고 있는 실정이다. 그러나, 인구는 점점 감소하고 추가 배출되는 의사는 늘어가고 있어 향후 의사 부족이 아닌 의사의 공급 과잉을 우려해야 하는 상황이 다가올 수 있다.

(4) 인력시장의 변화

병원 경영의 양극화에 따라 의사, 간호사 외에 다양한 인력을 필요로 한다.
과거에는 병원에 대한 선호가 낮았던 기업 인재들이 최근 들어 의료산업의 성장과 발전에 대한 기대가 높아지면서 의료기관의 종사를 원하는 인력이 늘어나고 있다.

고객이 건강과 피부 관리에 관심이 높아지면서 의료미용 업계에 수요가 증가하고 있으며 이에 따라 의료기관에 관심이 높아지고 있다.

> ❖ **사례**
> 코로나19 시기에 인사담당자로 병원에 근무할 당시 '병원 코디네이터' 채용을 진행하던 중 특이점을 발견할 수 있었다. 항공 승무원, 호텔, 면세점 서비스 종사자 출신이 피부과에 지원율이 높았고 지원한 이유로는 서비스 직군을 알아보다가 향후 전망이 있어 보여 의료미용업계로 지원했다는 것이다.

(5) 중소병원의 확산

병원과 의원 간의 역할 구분이 제대로 되지 않고 서로 경쟁 상태에 있어 산업의 효율적 측면에서 문제가 발생하고 있다.

병상 자원 관리를 통해서 무분별한 중소병원들의 시장 진입을 적절히 규제할 경우 장기적으로는 자원의 효율적 분배에 도움이 된다. 현재는 중소병원들이 수도권 및 대도시 지역에 집중되어 설립되고 있지만, 적절한 규제가 이루어질 경우 지방의 의료수요가 필요한 곳에 적절히 배분됨으로써 의료자원의 합리적이고 효율적인 배분에도 도움이 될 것이다.

(6) 네트워크 병원의 확대

개별 중소병원이 단독으로 지역 맞춤형 서비스를 제공하기에는 한계가 있다. 그러므로 가까운 지역의 여러 병원이 네트워크 형태 혹은 병원 간 협력체계가 필요시 되고 있다.

여러 병원이 네트워크 형태로 모여 병원 간 환자의 의뢰-재의뢰, 고가 의료장비의 공동 활용, 진료정보의 공유, 공동구매 등이 활성화된다면 규모의 경제 달성이 유리해질 것이다.

중요한 것은 병원 간의 협력 혹은 네트워크화가 얼마나 견고하게 유지될 수 있는가 하는 점이다.

네트워크 의료기관은 치과, 성형외과, 피부과, 안과 등 비급여 진료영역에서 발달하다가 최근에는 정형외과, 산부인과, 이비인후과, 내과, 한의원 등 거의 모든 진료과목으로 확대되어 가고 있다. 2012년 대한 네트워크 병의원회에 가입된 네트워크 의료기관은 브랜드가 40여 개, 가입 의료기관 수가 450여 개, 전국적으로 1,000개 이상에 이르렀다.

동일한 이름을 사용하는 OO병원(의원)들이 지난 10여 년간 급증했다. 이를 넓게는 네트워크 의료기관이라고 부른다. 대체로 단일 의료기관보다 경영효율성이 높다고 분석, 평가되고 있다.

네트워크 의료기관들의 의료서비스가 질적으로 향상되고, 전국적인 네트워크 구축으로 대도시와 지방 사이의 격차를 줄이며 의료서비스의 가격을 획기적으로 낮추는 경우도 있다.

네트워크 의료기관의 장점은 의료의 높은 질을 유지하고 더욱 향상시키기 위해 직원 교육도 더욱 체계화하려고 노력한다. 구매와 인사 등에서 체계적이고 합리적인 경영을 통하여 의료기관은 더욱 의료의 질을 높일 수 있는 선순환이 이루어진다. 이 선순환으로 인해 진료에 더욱 전념할 수 있게 된다.

1차 의료기관의 기능 강화와 의료전달체계의 효율화에 의한 의료의 질 향상(의료소비자의 이익)과 의료의 공공성 실현, 대형 의료기관에 대한 더 나은 경쟁력 확보에 의한 의료의 공정성 실현 등과 같은 효과도 기대할 수 있다.

2) 대내적 환경

의료기관 대내적 경영 환경 요인은 환자 중심의 경영, 수익성 지향과 전문화, 디지털 헬스 환경의 확대, 고객의 의료분쟁의 확대 등으로 나누어져 있다.

- 환자 중심의 경영
- 수익성 지향과 전문화
- 디지털 헬스 환경의 확대
- 고객 의료 분쟁 확대

┃ 의료기관의 대내적 경영 환경 ┃

(1) 환자 중심의 경영

환자 중심의 경영은 인터넷과 소셜 네트워크의 발달로 소비자의 의료 지식이 향상되면서 향후 의료 환경의 주요 가치로 자리매김하고 있다.

의료는 건강 문제에 대해 잃어버린 사회생활을 되찾는데 필요한 행위로서의 사회 기능이다. 의료서비스는 단순한 진단과 치료행위가 아니라 지역에 거주하는 모든 사람들이 언제, 어디서나, 쉽게 이용할 수 있는 시스템이 되어야 한다.

단순한 치료에서 건강 증진, 병의 예방 및 조기 발견, 그리고 사회복귀 등 포괄적인 의료시스템이 요구되고 있다. 이처럼 의사 중심의 의료에서 환자 중심의 의료가 요구되고 있는 것이다.

(2) 수익성 지향과 전문화

의료서비스 분야의 일상관리가 용이해지면서 헬스케어의 중심이 치료에서 예방 및 관리로 이동하게 되어 선진 병원을 중심으로 진료영역을 선제적으로 개척하고 사업화하는 경향이 증가하고 있다. 의료설비의 비용 증대, 의대 졸업생들의 병원 신설 확대, 병원의 고급화와 국제화 추세 등을 고려하면 미래의 병원 경영은 다양한 의료서비스의 경쟁을 벌이지 않을 수 있다.

최근 병원들이 고급 호텔처럼 화려한 병원 로비, 병실, 화상 회의 장치 등을 갖추면서 고급화 서비스 시설들이 점차 보편화되고 있다. 고객에 대한 서비스를 보다 전문화하고 만족을 제공하여 궁극적으로 수익을 향상시키려는 것이다.

(3) 디지털 헬스케어 환경의 확대

네트워크 기술과 디지털 의료기기가 발달하면서 진료 장소를 벗어나 환자의 상태를 진단하고 의료서비스를 제공하는 것이 가능하게 되었다.

수술로봇을 이용한 원격수술이나 환자와 언제든지 생체신호를 측정하여 질환을 관리하는 의료서비스가 확산되고 있다. 이는 환자의 효용과 만족도를 고려하여 병원 환경과 진료 프로세스를 개선하려는 노력이 확산되면서 진료환경과 같은 하드웨어적인 요소뿐만 아니라 환자가 경험하는 진료 과정의 소프트웨어적인 요소의 개선도 포함된다.

많은 민간 의료기관에서 해외 환자 유치를 위해 JCI 인증을 받으려고 많은 노력을 기울이고 있고 의료관광객의 편익을 제공하는 의료 에이전시 업체 등이 등장하고 있다.

또한 SNS의 고객 채널이 다양하게 증가하면서 고객은 자생적으로 정보를 교류하면서 영향력이 생기고 있다. 다양한 채널을 통해 의료기관을 선택하고 평가하는 시대가 되면서 고객의 경험 관리에 관심이 높아지고 있다.

(4) 고객의 의료분쟁 확대

소비자보호법이 1980년에 제정되고 한국 소비자 보호원이 설립되면서 소비자의 권익에 대한 인식이 증대되고 있다. 이는 고객이 정당한 의료서비스를 추구하려는 의식과 자신의 권익을 찾기 위한 행동이 강화된 것이다.

과거와 달리 고객의 권리를 찾기 위해 의료사고를 바라보는 시각이 달라지고 있다. 경미한 의사의 실수에 대해서 보상을 받으려고 하는 환자의 증가에 따라 이를 지원하는 전문가(의료를 전문으로 하는 법무법인, 개인 변호사 등)이 늘어난 것도 의료분쟁이 증가하는 요인이다.

Ⅱ 병원코디네이터의 이해

1. 병원코디네이터의 정의

병원코디네이터는 1990년대 초 미국 의료기관이 환자에 대한 서비스 향상을 위해 일정 기간의 서비스 교육을 이수한 "리셉셔니스트"를 양성한 것에서 출발하여 새로운 직업으로 등장하였다.

리셉셔니스트의 역할은 환자를 맞이하는데 필요한 안내와 서비스를 주로 담당하는 제한적인 역할만 수행하였다.

코디네이터(Coordinator)의 사전적 의미는 '대등하게 하다', '조정하다', '통합하다', '조화시키다'라는 뜻이 있으며, 조정자 혹은 의견을 적절하게 종합하는 사람, 통합하여 진행하는 사람 등의 의미로 즉, 서로 다른 분야 혹은 다른 부서를 매끄럽게 연결하여 조정하는 역할을 하는 사람이라 할 수 있다.

병원은 다른 어떤 조직보다도 전문가들이 모여서 근무하는 노동집약적 특성이 있는 곳으로 병원 인력은 전문 인력과 관리 인력으로 구성되어 있다. 병원의 업무는 전문 인력과 관리 인력 간의 업무의 조정과 협조가 잘 이루어져야만 고객에게 좋은 서비스를 제공할 수 있다.

국내에서는 1994년 공동 의원의 개념이 도입되면서 진료 규모와 단위가 커지고 병원 인력이 늘어나게 되었으며, 환자 진료에 매진하여야 하는 의사에 도움을 줄 수 있는 서비스 전문가의 필요성이 대두되었다.

> 급변하는 의료 환경의 변화에 대응하고 양질의 의료서비스를 제공하기 위해 의료 현장에서 고객상담 및 지속 관리, 원활한 조직 관리, 병원 관리와 마케팅을 담당함으로써 고객의 만족도를 높이고 병원의 경쟁력을 강화하는 업무를 한다.
>
> (한국직업능력개발원, 병원코디네이터 직무분석, 2004)
>
> 고객의 가치 창출을 위하여 고객 응대 서비스, 진료 지원, 고객 상담, 고객 관리, 의료기관 조직 및 재무관리, 의료서비스 기획 및 마케팅 그리고 의료기관 이미지 관리 업무와 관련된 분야에서 의료서비스를 제공하는 전문가이다.
>
> (대한병원코디네이터협회, 병원 코디네이터 직무분석, 2007)

▍코디네이터의 정의▍

의료시장의 개방과 국내 병원의 대형화, 병원의 체인화로 인해 국내 의료계는 무한 경쟁 시대에 있으며, 병원 경영의 어려움은 점차 가속화되고 있다. 의료계의 경영난을 해소할 핵심적인 열쇠는 의료계 내부의 변화와 혁신적인 의료마케팅 도입, 환자의 만족을 위한 의료서비스 차별화가 요구된다.

국내에서의 첫 코디네이터 도입 사례는 '예치과' 병원이 미국 병원의 경영 사례를 벤치마킹하여 국내 상황에 맞도록 변형을 거쳐 치과 서비스 코디네이터로 도입한 것이 시초이며 그 형태가 변화하여 지금의 병원코디네이터로 자리 잡았다.

병원 코디네이터는 급변하는 의료 환경을 수용하여 단순히 접수만 하는 것이 아니라 병원의 수납과 예약 업무 담당, 원내 근무자들 사이의 상호작용과 환자와 의사의 원활한 상호작용을 연결하는 업무를 담당하여 적극적인 서비스를 제공할 수 있게 하였다.

병원의 경쟁력을 강화하기 위해 시설이나 의료장비를 첨단으로 구비하는 것이 우선이지만 경영적 측면에서는 감당하기 어려운 엄청난 비용보다 서비스 품질에 집중하여 고객만족을 통한 고객만족 경영에 관심을 갖게 되었고 병원코디네이터가 병원 경영의 차별화 도구로 고객 관계 관리 등을 통한 병원 마케팅과 의료 정보화 컨설팅까지 포괄하는 전문 직종으로 인식되기 시작하였다.

병원코디네이터는 의료현장에서 의사와 간호사 등 의료 전문 인력이 환자(고객)에게 집중할 수 있도록 돕고, 고객 입장에서는 편안하게 진료를 받을 수 있도록 중재하는 역할로 원활한 커뮤니케이션이 이루어질 수 있도록 돕는다.

병원은 의사와 간호사 등 진료부서를 중심으로 운영되는 인력 구조를 갖고 있어 진료 이외의 업무를 감당하는 데 한계가 있다. 병원코디네이터는 병원에서 행해지는 진료 이외의 모든 업무영역인 경영, 원무, 기획, 서비스 등을 총괄하여 전문적으로 지원하는 인력이다.

최근에는 의료기관을 이용하는 고객들의 삶의 질 향상과 의식의 변화로 병원 중심의 서비스에서 고객 중심의 서비스로 패러다임이 변화하였으며 적극적인 마케팅과 고품질의 의료서비스를 제공에 병원코디네이터의 역할이 더욱 중요하게 여겨지고 있다.

2. 병원코디네이터의 직업 전망

『2019-2029 중장기 인력 수급 전망』(한국고용정보원, 2020)에 따르면 향후 10년간 병원코디네이터의 수요와 일자리는 현재의 상태를 유지할 것으로 분석하였다. 이 자료는 병원코디네이터를 포함한 고객 상담 및 모니터 요원이 2019년 약 19만 7천 명에서 2029년 약 19만 9천 명으로 향후 10년 동안 2천 명(연평균 0.1%) 정도 증가할 것으로 전망했다.

보건복지부 통계에 의하면 국내 병·의원 수는 최근 몇 년간 꾸준히 증가하는 추세에 있으며, 의료시장의 개방, 국내 병원의 대형화, 병원의 체인화와 같은 변화로 인해 적극적인 마케팅과 높은 수준의 서비스가 중요해지는 환경으로 변화하여 병원코디네이터의 수요가 증가할 것으로 본다. 또한, 사람들의 가치관과 라이프 스타일에 대한 변화로 건강과 미용에 대한 관심이 증가하는 추세로 성형외과, 피부과, 치과, 한의원 등 전문병원을 중심으로 병원코디네이터의 수요가 더욱 늘어날 것으로 보인다.

현재 우리나라의 인구가 감소하고 있는 것을 반영한다면 오히려 병원코디네이터의 전망은 안정적으로 발전하는 것으로 여겨진다.

3. 병원코디네이터의 필요성

병원코디네이터는 의료서비스가 필요한 현장에서 의사가 주도했던 커뮤니케이션을 환자 중심으로 전환하여 환자를 만족시키고, 충성고객을 확보하여 병원 경영에 수익성을 높이고, 그 이익을 다시 환자들에게 양질의 의료서비스로 제공하려는 노력에서 출발한 것이다.

의료기관은 의료서비스가 의료기관 경쟁력의 제일의 요건으로 부각되면서 고객의 입장에서 보다 질 높은 서비스를 제공해야 한다는 의식이 커졌고 이와 관련된 업무를 전문적으로 수행할 수 있는 직업인 병원 코디네이터의 고용이 늘어났다.

고객들이 기대하는 서비스의 기대가 높아지면서 더 이상 치료만 잘해서는 고객을 확보하고 유지할 수 없다는 인식을 하게 되었고, 의료적인 서비스 외에도 간접적으로 제공되는 서비스의 중요성을 깨닫게 되면서, 이와 같은 업무를 내부의 인력만으로 해결하기에는 부족하였기 때문에 병원 의료서비스를 전문으로 담당할 수 있는 병원코디네이터의 역할이 매우 중요해졌다.

4. 병원코디네이터의 기대효과

 병원의 서비스 경쟁력을 높이기 위해서는 최상의 의료시설, 양질의 진료 제공뿐만 아니라 서비스 방법, 환자의 심리를 정확히 파악하여 고객 대면 서비스를 효과적으로 수행할 수 있는 전문 리더인 병원코디네이터의 역할이 강조되고 있다.

 병원코디네이터의 서비스를 제공받으므로 고객 가치를 높일 수 있고 병원코디네이터를 통해 이뤄지는 고객서비스 즉, 의료진이 소홀하기 쉬운 환자 상담이나 스케줄과 사후 관리, 병원 이미지 확립, 내부 직원 간 친절 서비스 교육, 병원의 안정적인 분위기를 위한 음악, 조명, 인테리어의 선정을 통해 내부환경을 조성하여 병원의 마케팅과 기획에도 큰 역할을 담당하고 있다.

 이 외에도 병원코디네이터의 업무를 통해 병원에서 얻을 수 있는 효과는 다음과 같다.

- 환자 만족도 상승: 친절서비스, 대기시간 관리, 자세한 상담
- 신환의 증가: 병원 이미지 상승, 구전 효과
- 진료시간의 단축 효과: 코디네이터의 중개로 인한 의료진의 효율적 시간관리
- 이직률의 감소: 직원 상호 간의 원활한 커뮤니케이션
- 상담 동의율 상승: 전문적이고 체계적인 상담 교육을 받은 직원들
- 환자의 진료 약속 이행률 증가
- 전반적인 의료서비스의 품질 향상

5. 병원코디네이터의 역할과 자질 및 서비스 마인드

 병원코디네이터는 의료진이 진료에 집중해야 하는 환경의 조성을 위해 노력해야 한다. 의사와 간호사가 환자 치료에 집중하다 보면 다른 환자에 대한 서비스 공백이 생기거나 소홀할 수 있기 때문이다.

 고객 상담, 스케줄 관리, 직원서비스 교육, 고객 사후 관리를 시행하고 병원을 찾는 고객의 니즈를 파악해 인테리어, 조명, 음악, 공간 연출 등의 편안한 병원의 분위기를 완성하여 병원의 이미지를 확립하는 등의 병원의 전반적인 관리를 하고 병원 경영의 주체가 된다. 또한, 부서 간의 장벽이

높은 조직인 병원에서 조정자 역할을 수행하는 중간관리자 및 중재자로의 역할이 더욱 필요한데 병원코디네이터가 그 역할을 수행함으로 고객과 병원 모두를 만족시킬 수 있다. 이러한 역할을 수행하기 위해서는 지속적인 자기개발과 원만한 인간관계의 유지가 필요하므로 끊임없는 노력이 필요하다.

병원코디네이터의 주어진 역할을 잘 수행하기 위해서는 여러 핵심 역량을 갖추어야 하지만 그중에서도 핵심적인 역량은 지식(knowledge), 기술(skill), 태도(attitude)의 서비스 역량을 갖추어야 의료조직과 병원코디네이터의 가치의 극대화를 이룰 수 있다.

병원코디네이터는 근본적으로 서비스를 제공하는 직종이므로 무엇보다 환자 응대에 대한 사명감이 있어야 하며, 고객만족과 병원조직의 발전에 중요한 영향을 미치며, 진료에 관련된 전문지식, 서비스 기술, 긍정적이면서도 유연한 태도로 직업의식을 갖고 업무에 대한 사명감과 열정을 다하는 자세로 전문가 다운 이미지를 갖추어야 한다.

1) 병원코디네이터의 마인드

의료서비스인는 일반적인 서비스 제공과는 다르게 건강상의 불편이 있는 고객을 자주 대하게 되므로 환자와 그 가족의 마음을 헤아리는 진심 어린 서비스를 제공하는 것이 중요하다. 건강에 불편을 겪게 되는 고객들은 심리적으로 나약해지는 상황인 경우가 많은데 고객의 마음을 이해하지 않고 형식적으로 서비스를 제공한다면 고객의 마음을 열기 힘들고 심리적인 불안감이 높아져 아무리 좋은 서비스에도 마음을 열지 않게 된다.

의료서비스인은 전문적인 서비스를 제공하는 자로서 프로의식을 가지며, 자신의 일에 자부심과 의미를 부여하고 가치 있는 일이라는 것을 의식하여 행동하여야 한다. 항상 긍정적인 마음과 자세로 고객을 대하도록 한다. 같은 상황에서 어떤 마인드를 갖는가에 따라 전혀 다른 결과를 동반한다. 서비스를 제공하는 것은 어려운 일이지만 일을 대하는 자세에 따라 결과가 달라진다.

따라서 의료서비스를 제공하는 사람이 고객중심의 마인드를 갖추어야 하는 것은 선택이 아닌 필수요건이라 할 수 있다. 결국 고객을 중심으로 생각하는 서비스 제공은 고객에게 전달되고 의료서비스의 만족의 결과를 가져온다.

- 서비스 마인드와 매너
- 원활한 대인관계
- 밝고 긍정적인 성격
- 새로운 지식을 받아들이는 마음가짐
- 전문 직업인의 프로의식

6. 병원코디네이터의 다양한 직무

병원코디네이터의 직무는 의료서비스 전문가로서 병원의 의료서비스 제공에 관련한 일련의 업무와 주로 병원 경영과 행정에 관련된 업무인 고객 응대 서비스, 진료 지원, 고객 상담 및 관리, 조직 및 재무관리, 의료서비스 기획, 마케팅, 병원 이미지 및 환경 관리 등의 업무를 담당하여 병원의 문화를 주도하지만 의료 행위는 하지 않는다.

고객서비스를 양질로 제공하는 것을 통하여 병원 경영을 돕고 병원이미지 향상에 이바지하는 병원코디네이터의 업무는 병원의 규모와 진료과 특성에 따라 달라질 수 있다. 규모가 작은 의원이라면 진료를 제외한 전반적인 역할을 병원코디네이터가 담당하는 경우가 많고, 규모가 큰 의원 또는 병원의 경우 업무를 세분화하여 여러 명의 병원코디네이터가 전문적인 역할로 각자 맡은 분야를 나누어 맡기도 한다.

병원에서 주로 수행하는 업무를 중심으로 구분하면 리셉션 코디네이터, 상담 코디네이터, 진료 코디네이터, 서비스 코디네이터, 기획·마케팅 코디네이터, 의료 통역 코디네이터, 재무경영 코디네이터 등으로 나눈다.

1) 데스크 코디네이터

데스크 코디네이터는 '환영' 또는 '접수'의 의미를 가진 리셉션 데스크를 중심으로 고객을 맞이하고 응대하는 역할을 주로 담당한다. 환자는 물론 동반 고객인 보호자 응대를 주로 하며, 환자와 보호자가 편안함을 느낄 수 있도록 접수 데스크와 대기실 환경을 조성하고 리셉션 주변에서 일어나는 상황을 점검하는 동시에 안내, 접수, 수납, 전화응대, 진료 예약 관리가 주 업무이다.

고객과의 처음과 마지막에 만나는 접점에서 근무하므로 병원의 첫인상을 결정짓게 되는 얼굴과 같은 역할을 한다. 데스크 코디네이터의 응대에 따라 병원 의료서비스의 인상이 달라질 수 있으므로 좋은 이미지를 심어줄 수 있도록 차분한 인상과 밝고 호감 가는 표정, 부드럽고 편안한 목소리로 고객에게 신뢰감과 안정감을 주는 것이 필요하며, 고객의 말을 경청하고 공감하는 자세와 다양한 고객을 상대할 수 있는 폭넓은 상식과 대화 능력을 갖추는 것이 중요하다.

2) 상담 코디네이터

상담 코디네이터는 진료와 관련된 전반적인 상담의 업무를 담당하는데 자세히는 진료 전·후의 고객 상담과 시술 및 수술 스케줄의 관리의 역할을 담당한다. 임상 경험이 풍부한 간호사 등의 의료인이 상담 코디네이터 업무를 담당하는데 진료 과정과 흐름을 이해하고 전문적 상담을 수행하여야 하기 때문이다.

진료 전의 상담은 고객이 진료를 받고자 하는 부분을 파악하여 의료진에게 적합한 진료를 받을 수 있도록 응대하는 것과 고객의 전신질환이나 알러지 유무 그리고, 복용 중인 약물 등의 특이사항을 미리 확인하여 고객의 상태를 정확하게 파악한 뒤 의료진에게 전달하는 역할을 한다.

진료가 마무리된 후에는 진료 과정에서 고객이 알아야 할 중요한 내용을 다시 한번 쉽게 설명하며 숙지할 수 있도록 하고 시술 혹은 수술을 받는 환자는 전·후의 준비사항 및 주의사항을 안내하여 원활한 진료가 진행될 수 있도록 하고 환자가 받아야 할 치료가 누락되지 않도록 관리하는 업무를 진행한다.

3) 진료 코디네이터

진료 코디네이터는 치료적인 부분을 담당하며 진료의 전체적인 과정을 중재하고 진료 보조업무를 담당한다. 고객이 진료를 받는 과정에서 진료절차를 설명하고 불편한 점이 없는지 확인하여 편안하고 안정된 상태에서 진료받도록 하며, 원활한 진료를 위해 의료진과 고객의 스케줄을 조율하여 효율적인 진료가 이루어질 수 있도록 돕는다.

진료코디네이터의 경우 비 의료인보다는 임상경험이 풍부한 간호사 등의 의료인이 서비스 코디네이터 교육을 받고 의료진과 협업하여 진료가 원활히 이루어질 수 있도록 돕는 역할을 한다. 진료 코디네이터는 고객에게 의사 다음의 전문적인 조언을 전달하고 구체적인 치료 계획, 진료와 상담에 관련된 업무를 책임지면서 의료진이 원활히 진료할 수 있도록 돕는다. 또한, 진료부서 내 직원들을 통솔하고 임상 실무의 안내자 역할을 한다.

4) 서비스 코디네이터

서비스 코디네이터는 병원서비스의 전반적인 업무를 처리하는데 서비스 제공자와 고객 간의 원활한 관계를 형성하는 역할을 하며, 고객의 병원 이용이 편리하고 만족할 만한 서비스를 제공받을 수 있도록 관리하고 실행하는 직무를 담당한다.

고객과의 일대일 서비스를 통해 애로사항을 파악하고 해결하는 역할로 고객이 편안하게 진료받을 수 있도록 서비스 절차와 환경을 관리한다. 예를 들면 실내 온도 및 습도, 조명, 향기 등을 관리하여 고객들이 이용하는 대기실의 환경을 편안하도록 조성한다. 또한, 서비스 코디네이터가 원내의 서비스 교육을 담당하여 직원들의 고객 응대 활동의 조언을 하기도 하고 문제점이 있는지 매일 점검하여 개선하고 양질의 서비스를 제공할 수 있도록 아이디어를 내기도 한다. 즉, 의료서비스를 향상시키기 위해 병원의 서비스 철학을 기초로 전략을 세우고 구체적으로 고객에게 적용하는 것이 서비스 코디네이터의 업무라 할 수 있다.

5) 마케팅 코디네이터

마케팅 코디네이터는 의료시장분석, 고객 분석, 경쟁병원의 현황을 분석하고 병원의 경영 목표에 따라 우리 병원이 가지고 있는 현황, 문제점을 파악하여 이미지 제고를 위해 온라인 오프라인을 통한 마케팅을 담당하기도 한다. 요즘에는 온라인 마케팅을 주력하는 추세여서 병원 홈페이지, 블로그, SNS 등을 관리하고 병원 내부에서는 고객만족도 조사를 실시하여 도출된 결과를 바탕으로 마케팅 전략을 수립하여 적용한다. 이를 통해 고객 접점 서비스를 설계하고 점검함으로써 병원의 전반적인 서비스를 개선하는 역할을 한다.

6) 재무경영 코디네이터

병원의 재무관리, 세무관리, 보험 청구 관리 업무, 시설 물자, 비품 등의 관리를 담당하며 월별 예산의 수립과 일일 수입, 지출, 미수금 등을 관리한다. 병원의 수입관리와 누락되는 비용이 없는지 확인하고 지출비용 등을 확인하고 지급 및 관리하여 병원 경영을 안정적으로 유지하도록 돕는 역할을 한다.

7) 관광 통역 코디네이터

 국제화되는 의료시장과 우리나라의 의료수준이 발전하고 의료 관광산업이 확대되면서 통역 업무를 주로 하는 관광 통역 코디네이터의 입지가 점차 커지고 있다.

 외국인 고객과 의료진 간의 원활한 의사소통을 유도하고 외국인 고객의 유치와 관리를 위한 진료서비스를 지원하며, 의료 관광마케팅, 의료 관광 상담, 외국인 환자 리스크 관리와 행정업무를 담당한다. 국내 의료시스템에 익숙하지 않은 외국인 고객의 접수, 진료, 상담, 치료, 수납에까지 진료의 전반적인 사항을 국내 의료진과 소통하며 절차와 병원 시설 이용을 안내하고 치료를 위한 의사소통을 담당한다.

 의료관광을 위한 통역 업무가 주가 되므로 진료과정에서 각 나라별로 문화 차이에 따른 기본 매너, 주의할 사항에 대해 충분히 이해한 상태에서 응대하고 외국인 고객의 요구사항을 정확하게 파악하고 전달하는 능력이 필요하다.

제 2 장

의료서비스와 고객만족 경영

Ⅰ. 의료서비스와 고객만족 경영

Ⅱ. 의료서비스인의 이미지메이킹

Ⅲ. 의료서비스인의 기본 매너

제2장 의료서비스와 고객만족 경영

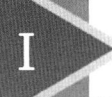 의료서비스와 고객만족 경영

1. 서비스의 정의 및 품질

1) 서비스의 정의

1960년 미국의 마케팅학회(AMA: American Marketing Association)에서 서비스에 대한 정의를 한 것이 시작으로 서비스에 대한 연구가 많은 학자들에 의해 시행되고 있다. 서비스는 고객이 얻는 무형성 편익(Benefit)과 이것을 제공하는 행위적인 과정을 말한다. 서비스는 여러 학자들에 의해 정의되었는데 의견을 종합하면 고객이 자신의 편익과 만족을 위해 자신 혹은 제3의 자원인 장비, 시설, 물품, 노동, 지식, 기술, 아이디어 등을 이용하는 과정이나 노력 혹은 행위의 수행으로 정의된다.

사전적 정의로 서비스(service)는 봉사, 친절의 의미가 있으며, 고객을 위해 성심성의껏 봉사하는 것으로 "자기의 정성과 노력을 남을 위해 사용한다."라는 의미로 사용된다. 서비스의 특성은 인간에 의존하여 제공되기 때문에 고객과 서비스를 제공하는 자와의 동등한 위치에서 상대방의 배려에 대해 서로 감사하고 만족을 느끼는 것이라 할 수 있다. 서비스를 제공하기 위해서는 서비스를 제공하는 자와 서비스를 구매하는 자 사이의 교환관계가 있어야 한다. 서비스는 제품과는 다르게 이용하기 전에 감각적으로 인지할 수 없으므로 서비스 제공자의 서비스 특성에 따라 만족이나 신뢰가 달라질 수 있다.

제품	서비스
제품은 형체가 있어 만질 수 있다	서비스는 무형으로 만질 수 없다
제품의 생산과정에서 고객은 배제된다	서비스 과정에 고객이 참여한다
제품은 그 자체가 상품이며 서비스다	서비스를 제공하는 직원도 상품의 일부이다
품질을 통제할 수 있다	서비스 품질의 통제가 어렵다
재고가 남아 관리가 필요하다	서비스는 저장이 불가하다

| 제품과 서비스 차이점 |

2) 서비스 품질

서비스 품질에 대한 정의는 선험적 정의, 제품 중심적 정의, 사용자 중심적 정의, 제조 중심적 정의, 가치 중심적 정의의 5가지로 요약된다.

(1) 선험적 정의는 서비스 품질에 대한 우수성, 엄격한 기준의 표시, 높은 업적과 동일한 의미로 사용된다. 성과나 시각적 예술에 적용되며, 사람들은 반복된 노출에서 얻은 경험을 통해서만 서비스의 질을 인식한다고 정의한다.

(2) 제품 중심적 정의는 품질을 정확하게 측정 가능한 변수로 보며, 품질의 차이는 상품이 가지고 있는 수많은 속성이나 요소의 차이를 반영한다. 전적으로 객관적인 견해여서 욕구나 선호도 상의 차이를 설명하지 못하는 단점이 있다.

(3) 사용자 중심적 정의는 품질이 고객의 시선에 달려 있다는 전제에서 출발하고, 품질은 최대의 만족과 동일한 의미로 본다. 이 정의는 주관적이며 수요 지향적인 관점으로 소비자는 저마다 다른 욕구와 필요성을 가지고 있음을 의미한다.

(4) 제조 중심적 정의는 품질은 공급 지향적이라는 견해로 주로 엔지니어링이나 제조업에서 쓰이는 정의이다. 생산성과 비용 억제의 목표에 관계하는 것으로 내부적으로 결정된 규격의 일치가 중요한 정의이다.

(5) 가치 중심적 정의는 품질을 가치와 가격으로 정의한다. 성능과 가격 간의 상반관계를 고려하여 품질은 절대적인 면에서 최고의 양이 아니라 소비자가 지불할 수 있는 한도 내에서 최고의 양으로 볼 수 있다.

고객이 인식한 서비스 품질은 어떤 실체에 대한 전반적인 우수성이나 우월성에 대한 소비자의 판단으로 객관적인 품질과는 다르다. 따라서 서비스 품질은 주관적이고 상대적인 것으로서 사람이 추구하는 만족도에 따라 달라지는 것이다.

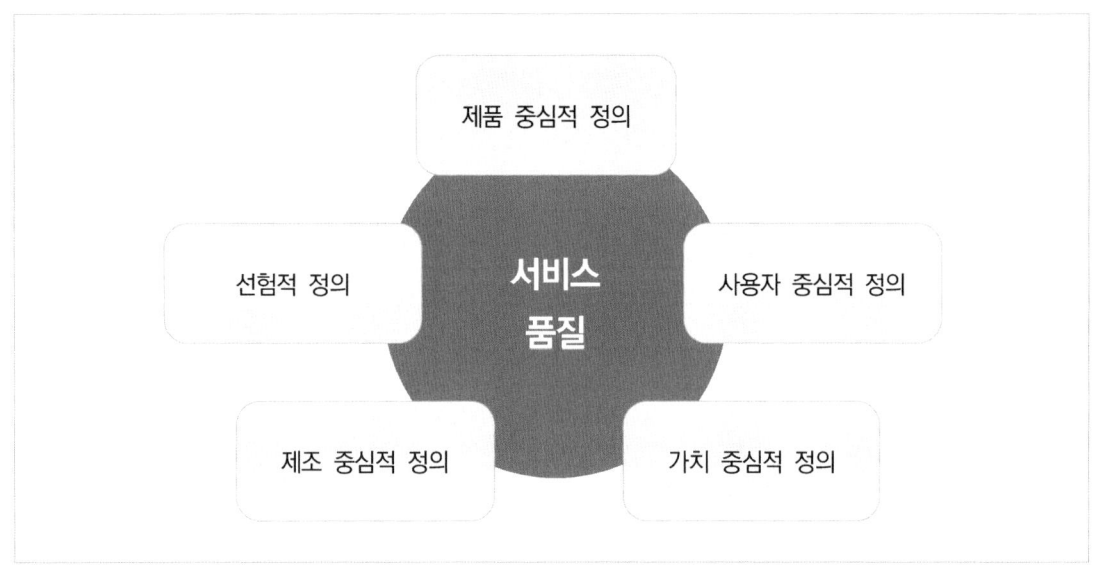

❘ 서비스 품질 ❘

2. 의료서비스의 정의 및 특성

1) 의료서비스

의료서비스란 의료인이 주체가 되어 환자를 진찰하고 증세에 맞는 적절한 투약과 조치를 하는 것을 말하며, 환자를 치료하는 행위와 관련된 직접적, 간접적인 모든 서비스를 의미하는 것으로 질병예방, 재활 등이 포함되어 의료 행위보다는 더 넓은 의미로 정의할 수 있다.

의료 행위의 내용은 의학과 의학기술의 발달, 사회 통념에 따라 변화하는 특성이 있지만 일반적으로 의료인이 의학적 전문지식과 경험을 기초로 진찰, 검안, 처방, 투약 또는 수술 및 질병의 예방활동 및 치료행위를 하는 것을 이야기한다. 하지만 국민의 생활수준이 향상되고 의료산업이 발전하면서 진료내용과 치료의 기술적 수준을 중요한 의료서비스의 질로 인식하였던 과거와는 달리 현재는 의료인을 포함한 의료 서비스인이 치료에 대한 설명, 환자 및 보호자와의 커뮤니케이션, 친절, 사후관리 등을 중요하게 여기고 병원 내 편의시설, 대기시간, 공간환경까지도 중요한 의료서비스로 인식하고 있다.

의료서비스는 사람의 출생부터 사망을 포함해 삶의 여러 단계에서 중요한 서비스이며, 산업으로

도 중요한 위치를 차지하고 있다. 우리나라의 의료서비스는 경제성장에 따라 양적인 성장까지 이루었으며, 매우 전문화·세분화되어 있다. 의학기술의 발달과 의학지식의 발전은 끊임없이 새로운 의료서비스를 창출시키고 있다.

의료서비스는 소비자 서비스의 성격을 가지면서 높은 수준의 전문지식을 갖추어야 하기 때문에 전문 서비스로 분류하고 국가에 따라 정부에 의해 운영되며 정부의 지원을 받는 형태로 운영되기도 하며, 인권 및 복지와 많은 관련이 있어 공공서비스로도 분류한다.

- 접근성이 우선되어야 한다.
  의료서비스를 받고자 하는 사람 모두가 편리하게 이용할 수 있도록 접근이 편리하여야 한다. 재정적, 지리적, 문화적 등의 이유로 필요한 의료서비스를 제공하는 데 있어 장애를 받지 않고 환자들이 편리하게 이용할 수 있는 적당한 장소에 위치해야 한다.
- 다양한 서비스를 제공하는 포괄성이 필요하다.
  의료서비스 내용에 예방, 치료, 재활, 보건 증진 등 관련되는 다양한 서비스가 잘 조성되어 있어야 한다.
- 의료서비스의 질적인 측면을 고려해야 한다.
  의학적인 적정성과 사회적 적정성이 동시에 달성될 수 있도록 제공되어야 한다.
- 지속성이 있어야 한다.
  의료서비스는 각 개인에게 시간적, 지리적 상관성을 갖고 적절하게 연결되어 지속적으로 제공되어야 한다.
- 효율성이 있어야 한다.
  의료서비스의 목적을 달성하는데 투입되는 자원의 양을 최소화하고 일정한 자원을 투입하여 최대 목적을 달성하는 효율성이 중요하다.

▎양질의 의료서비스 정의(Myers, 1969)▎

2) 의료서비스의 특성

서비스를 제공할 때는 고객이 필요하고(need), 원하고(wants), 추구하는(seeks) 것에 최대한 만족을 주는 것을 목표로 해야 한다. 서비스의 본질은 고객에게 진심을 감사하는 것으로 상대방에게 인상적인 감정과 감동을 느낄 수 있도록 부드러운 언어, 따뜻한 마음, 진심에서 우러나는 행동을 커뮤니케이션하는 것이다.

의료서비스란 일반적으로 질병의 발생을 예방하거나 조기에 진단함으로써 질병의 진행을 억제하고 질병 발생 시 진단과 치료를 위해 환자나 보호자가 병원에 방문하는 순간부터 돌아갈 때까지의 전 과정에서 이루어지는 행위를 말한다.

의료서비스는 서비스 제공 시스템에 따른 기술적인 진료 행위에 사용되는 의료시설이나 설비 등의 물리적 환경과 시스템 제공자인 의료인으로 분류되는데 의료서비스는 이들의 상호작용을 통해 고객에게 전달되는 것이다. 의료서비스는 의료 기술적 서비스와 비 의학적인 서비스로 구분되며, 의과학 및 의료기술의 적용과 같은 기술적 측면과 환자와 의료인의 인간관계(interpersonal relationship), 의료 제공의 물리적 환경의 쾌적함의 조화를 중요하게 여기고 있다.

의료서비스는 일반적인 서비스와는 다른 특징이 있어 의료서비스에 대한 충분한 이해가 필요하다. 소비자(고객)가 제공받는 다른 서비스보다 더 복합적이고 탐색의 질보다는 경험의 질이 평가 과정상 차지하는 비중이 높아 구매 이전에 평가를 하기가 매우 어렵다. 의료서비스는 서비스를 제공하는 사람의 역량과 요구되는 상황에 따라 달라질 수 있으므로 서비스 제공자의 자유재량이 작용한다. 서비스 소비자인 환자는 서비스 제공자인 의료진과의 관계 형성에 적극적인 경향을 보인다. 의료서비스는 인적자원의 역할이 중요하게 작용하는 서비스 분야에 해당하고 장기간에 걸쳐 구매되는 특성이 있다.

의료서비스 마케팅에서는 일반적으로 무형성(intangibility), 이질성(heterogeneity), 동시성(insepa-rability), 소멸성(perishability)의 개념으로 의료서비스의 특징을 설명하고 있다. 서비스와 제품은 구별이 모호할 수 있는데 위의 4가지 특성으로 구별이 가능하다.

(1) 무형성(Intangible) 의료서비스

형태가 없는 즉, 눈으로 보거나 말질 수 없는 무형성의 특징을 가진다.

진료와 상담을 받기 전까지는 고객이 어떤 의료서비스가 제공되는 것인지 사전에 알기가 어렵다. 서비스는 실체를 보거나 만져볼 수 없는 물질적 무형성과 제공되는 서비스가 어떤 것인지 상상하기 어려운 정신적 무형성의 이중 무형성의 특징이 있다.

(2) 이질성(Heterogeneity) 의료서비스

서비스 종사자에 따라 제공되는 서비스의 질이 달라진다.

동일한 서비스 제공자여도 어떤 방식으로 전달하느냐에 따라 제공되는 서비스가 고객에게는 다르게 인식된다. 소비자가 인식하는 서비스는 전달되는 시간(when), 장소(where), 상태(how)에 따라 다르다는 것이다. 예를 들면, 수술이 진행될 때 수술을 행하는 의사의 기분 상태, 건강 상태, 장소 등에 따라서도 결과가 달라질 수 있다는 것이다. 이러한 특징 때문에 고객들은 의사, 병원, 간호사 등의 기타 의료서비스인에 대한 정보를 얻기 위해 지인에게서 혹은 해당 병원을 경험해 본 사람의 경험담을 통해 구매에 따르는 위험을 줄이는 행동을 보인다. 또한 이러한 이질성 때문에 의료서비스는 표준화하기가 어렵다.

(3) 동시성(Inseparability) 의료서비스

재화처럼 서비스 제공자와 고객이 한자리에서 서비스를 생산하고 동시에 소비한다. 일반적으로 병원에서는 접수하는 순간부터 의료서비스의 생산과 소비가 이루어지는 것으로 여긴다. 이러한 특징을 동시성 또는 비분리성이라 한다. 다시 말해, 일반 제품과 달리 소비자가 직접 생산활동에 참여해야 서비스 상품이 생산되고 소비된다는 개념인데 예를 들어 의사에게 환자가 자신의 병력이나 증세를 자세히 말하지 않으면 처방의 효율성이 떨어지고 적절한 치료를 제공하기 어렵다는 것이다.

(4) 소멸성(perishability) 의료서비스

재화는 한번 구매하면 이후에도 계속 사용할 수 있는 반면, 의료서비스는 구매하고 나면 저장할 수 없고 소멸되는 특징이 있어 필요시에는 다시 구매해야 한다. 예를 들면 환자가 없거나 입원실이 비어 있으면 의료서비스를 생산하는 시설과 인력의 낭비가 초래되고 수입이 감소하게 된다. 이것이 바로 의료서비스가 저장되거나 재고 상태를 유지할 수 없는 것을 의미한다.

3) 의료서비스의 전문적 특성

전문적인 지식을 갖추거나 면허를 취득한 전문가만이 수행하는 전문 서비스 분야로 책임성, 윤리적·법적 제약성, 품질평가의 어려움, 수요의 불확실성, 경험의 중요성, 제한된 차별성, 서비스 평가의 문제, 공급의 제한성 등의 특징이 있다.

의료서비스는 전문성이 있는 서비스라는 특성 때문에 고객이 의료서비스에 관한 정보를 획득하였다 하더라도 그 정보를 이용할 수 있는 능력이 부족하다. 그러므로 의료서비스 구매 상황에서 더 많은 위험에 노출되는 특성이 있는데 이런 특성들을 극대화 혹은 극소화하려는 것보다는 여건을 고려하여 상호 조화를 이루려 하는 노력이 매우 중요하다.

특성	내용
제3자에 대한 책임	의사는 환자의 고통을 경감시키기 위해 중독성이 있는 마취제 혹은 향정신성 의약품을 처방할 수 없으며, 환자 및 지역사회와 같은 제3자에게도 봉사할 책임이 있다.
윤리적·법적 제약성	의료 행위에 있어 고귀한 생명과 건강을 지키는 일인 만큼 이윤동기보다 서비스 동기가 앞서지 않아야 한다.
정보의 비대칭성	의료서비스는 구매 전에 서비스 상품을 평가하기 어려운 특징이 있다. 해당 질병에 대한 제공자와 서비스 구매자의 정보의 비대칭성으로 인해 소비 전후의 의료서비스에 대한 품질을 평가하기 어려운 문제를 지닌다.
수요의 불확실성	질병은 확산과 이동을 예측하기가 어렵고 질병의 양상이 언제 어느 정도 규모로 발생하는지 알기 어려우며 발생된 질병의 치료를 위해 소요되는 비용을 산출하기가 어렵다.
경험의 중요성	의료서비스는 소비자가 지각하는 불확실성이 크고 생명과 관계된 서비스이기에 구매자들은 자신이 오랫동안 신뢰를 쌓은 의료인 또는 주변인으로부터 얻어지거나 소문에 의한 정보에 의존하여 서비스 구매를 결정한다.
제한된 차별성	의료서비스는 공공의 성격을 가짐에 따라 의료서비스의 전달 방법이 제한되어 있고 의료법 등을 통한 법적 규제, 소비자들의 의료서비스 구매에 따른 불확실성 때문에 서비스의 차이를 인식시키고 지각시키기 매우 어렵다.
서비스 평가의 문제	고도의 전문성을 갖추어야 하는 의료서비스는 품질에 대한 객관적 평가가 어렵다. 의료서비스는 주로 의료공급자인 의사로부터 수요가 기인하므로 과잉진료인지 고객이 알기 어렵고, 고객과의 접점에서 일어나는 가변성 때문에 품질관리와 일관된 서비스의 제공이 어려운 특징이 있다.
공급의 제한성	특정 수준의 자격을 갖추고 엄격한 실무 교육과 훈련을 받은 사람만이 서비스를 제공할 수 있는 특징을 가진 의료서비스는 면허 의료인의 수를 제한하고 있고 서비스를 저장하는 것도 불가능하다. 따라서 팬데믹 상황과 같은 예상치 못한 큰 질병이 갑자기 유행하게 되면 제한되어 있는 의료인의 수만으로 대처하기 힘들다.

┃ 의료서비스의 전문적 특성 ┃

3. 의료서비스 품질 및 관리

1) 의료서비스 품질

서비스의 품질은 유형적 실체가 아닌 실행 과정을 평가해야 하므로 고객은 서비스 품질에 대해 객관적으로 평가하기 어렵기 때문에 자신의 주관적인 판단에 의존하게 되는데 그 평가 과정은 서비스를 받는 전 과정에 걸쳐 이루어진다. 고객은 서비스 품질을 지각할 때 단일차원의 개념으로 지각하지 않는다. 지각된 서비스 품질의 개념을 측정하기 위해 서비스의 우월함과 관련된 전반적인 판단, 태도로 정의하고 객관적인 지표로 측정하고 있다.

오늘날 의료서비스 시장은 유동적이고 경쟁적인 상황으로 변화되어 의료서비스인의 품질에 대한 평가의 중요성이 커지고 있다. 따라서 의료서비스는 고객의 욕구를 파악하고 현재 우리 병원의 서비스 품질을 인식하고 고객과의 상호작용, 서비스를 제공하는 조직의 이미지를 인지하는 것이 중요하다. 의료서비스 품질은 의료 제공자 측면, 의료 이용자 측면, 사회적 측면으로 구분하여 정의할 수 있다.

(1) 의료 제공자 측면의 품질 정의는 의료 제공자의 의학적인 기술 제공 능력을 말한다.

(2) 의료이용자 측면의 품질 정의는 환자의 요구나 기대에 따라 판단되는 것으로 제공받은 의료서비스에 대한 환자의 느낌을 말한다.

(3) 사회적 측면의 품질 정의는 다수의 사람들에게 편익이 돌아갈 수 있도록 의료 서비스를 제공하고 관리하는 것을 말한다.

의료서비스의 품질요소는 1994년 개발된 SERVQUAL 모델을 의료환경에 활용하여 품질을 측정할 수 있는데 신뢰성(reliability), 확신성(assurance), 유형성(tangibles), 공감성(empathy), 반응성(responsiveness) 등 5가지로 결정된다.

① 신뢰성: 약속된 서비스를 정확하고 믿을 만하게 수행할 수 있는 능력 약속한 진료시간 엄수, 직원들의 약속 준수, 어려운 문제 발생 시 대응 성의 정도, 완벽한 업무 처리, 작은 실수도 용납하지 않는 자세, 정확한 기록 등

② 확신성: 직원의 예절, 지식 및 확신과 믿음을 줄 수 있는 능력, 서비스 기업의 제반 안전과 신용, 직원이 갖추어야 할 예절을 말한다. 질병을 설명하는 정도, 편안함의 제공, 직원의 예의 바른 자세, 직원의 충분한 지식, 정중함 및 신뢰를 심어줄 수 있는 능력 등

③ 유형성: 서비스의 평가를 위한 외형적인 단서로 서비스 기업이 보유하고 있는 시설, 장비, 복장 등과 같은 유형적 단서를 말한다. 병원의 외관, 간판, 안내문, 의료장비, 시설 청결도, 직

원의 용모, 서비스 사용설명서, 의사소통 도구의 외형 등

④ 공감성: 고객에게 개별적인 관심과 애정을 표시하는 능력 환자에 대한 관심, 진심 어린 서비스, 고객지향적 시간 배려, 고객 요구 경청 등

⑤ 반응성: 고객을 돕고 신속하며 즉각적인 서비스를 제공하려는 의지와 능력, 자발성을 말한다. 신속한 제공시간 알림, 신속한 서비스 제공, 환자와 보호자의 도움, 요구의 응대성 등

위 다섯 가지 항목을 통해 고객이 지각하는 서비스 품질을 객관적인 지표로 측정이 가능하다. 의료서비스의 품질은 고객만족에 영향을 미치는 변수이고, 고객만족의 결과로 다시 병원을 이용하거나 긍정적인 구전효과로 나타나 고객만족 경영을 추구하는 의료기관에서 중요하게 인식하고 있다. 이와 같이 의료기관에서 기술적 서비스 만이 아니라 의료 외적인 서비스 품질을 체계적으로 관리하고 수행할 수 있는 전문가에 대한 요구가 증대되고 있다.

2) 의료서비스 품질 관리

(1) 산업 현황 조사 및 고객 관리 의료서비스의 품질을 관리하기 위해서는 의료산업에 관한 조사와 고객에 관한 관리가 필요하다. 의료산업에 관한 업계 동향을 확인하고 인구 통계적 특성을 분석하여 나온 결과를 통해 중요한 시장 영역을 목표 시작으로 삼아 경쟁 의료기관을 분석하는 것이 중요하다. 고객에 대한 관리는 의료서비스 제공 상품과 의료서비스인에 대한 고객 개개인의 인식을 알아내기 위한 것이다. 이러한 관리 활동을 통해 고객이 전체 경형에서 중요하게 생각하는 요인을 찾아내 고객의 선택을 결정짓는 기준(고객 가치 모델)을 설정하는데 이용한다.

(2) 조직전략 수립 의료서비스의 품질을 개선하고 고객 지향적 조직이 되기 위해서 의료기관은 주기적으로 새로운 정비를 해야 한다. 경영전략을 검토하고 병원의 비전, 목표, 핵심 추구 품질을 정비하면서 고객 관계에 관한 현재의 개념을 확인하고 조정하도록 한다.

(3) 커뮤니케이션, 훈련, 교육 직원들의 역할에 대한 중요성을 인식하고 집중적이고 지속적이며, 헌신적인 교육 프로그램을 도입하는 기관들은 우수한 성과를 내고 있다. 커뮤니케이션, 훈련, 교육의 방법은 모든 직원이 고객의 욕구와 기대, 조직의 비전과 목표 및 가치

를 이해하게 하여 새로운 고객을 유치하고 유지하기 위한 전략을 수행하는 데 중요한 역할을 한다. 위와 같은 활동을 반복함으로 총체적 품질 서비스를 지향할 수 있도록 조직을 움직이는데 중요한 과정이다.

(4) 의료기관의 시스템과 과정 개선 의료서비스의 품질을 유지하기 위해서는 끊임없이 모든 과정, 절차, 규칙, 정책, 업무 수행 방법을 검토하고 조정해야 한다. 외부 고객과 내부고객 모두에게 고품질의 서비스를 제공하려는 목적을 가지고 효과적인 서비스를 차질 없이 체계적으로 수행하기 위해 시스템을 갖추어야 한다.

(5) 평가, 모니터링, 피드백 의료서비스의 품질을 유지하기 위해 현재 제공되고 있는 서비스에 대해 평가와 모니터링을 시행하고 내부 구성원들이 모두 공유하고 피드백을 주고받음으로써 서비스 품질에 대한 문제점은 개선하고 우수한 사례는 유지할 수 있도록 하여 품질에 대한 관리 활동이 주기적으로 이루어질 수 있도록 한다.

3) 의료서비스의 단계

서비스는 서비스를 제공하는 자와 고객이 거래하는 시점을 기준으로 단계별로 수행되어야 한다.

(1) 사전 서비스

병원에 대한 사전 안내, 광도 등 고객인 병원을 방문하기 전, 서비스 담당자를 만나기 전에 경험하게 되는 것으로 서비스 품질에도 큰 영향이 있다.

(2) 대면 시점 서비스

고객이 병원에서 경험하는 서비스로 가장 중요한 서비스이다.

(3) 사후 서비스

병원에서 서비스를 제공받은 후 만족도를 확인하고 서비스에 대한 불만사항을 해결하여 주거나, 사후 서비스에 대해 안내하는 행위 등을 의미하는 것으로 품질의 차이를 느끼게 할 수 있는 요소이다.

4. 고객만족 경영

　기업에게 있어 고객만족은 치열한 경쟁 상황과 글로벌화되어 가능 경영 환경 속에서 시장 우위와 지속적인 성장, 발전을 위한 핵심 전략이다. 먼저 고객에 대한 정의는 기업의 가치 제고에 기여하는 기업이 생산할 상품을 결정하는 사람이라고 정의할 수 있다. 간단히 말하면 상품의 소비자나 용역 등을 제공받는 사람을 뜻하지만 고객만족에서의 고객은 단지 최종 소비자만을 의미하는 것이 아니고 앞으로 상품이나 서비스를 구입하거나 사용할 가능성이 있는 잠재 고객 및 기대 고객 그리고 사원, 대리점 등 가치의 생산과 전달에 관여하는 주체를 모두 포함한다.

　고객만족은 병원 경영의 궁극적 목적으로 빠르게 변화하는 병원 환경과 심화되는 경쟁에서 의료기관은 조직의 생존을 위한 전략을 세우고 경쟁력을 강화하기 위해 고객만족의 향상에 심혈을 기울이고 있다. 의료기관에서의 고객의 개념과 고객이 어떠한 중요성을 가지고 있는지에 대해 이해하여야 고객만족 경영을 이해할 수 있다.

　고객만족(CS: Customer Satisfaction)은 고객의 욕구와 기대가 충족되어 신뢰감이 연속되어 의료서비스를 재구매(재이용) 하는 상태를 말한다. 고객만족은 곧 고객에게 신뢰감을 구축하여 의료기관 및 기업에게 매출 증가는 물론 제공 서비스와 제품이 존속하게 되는 계기가 된다.

　의료기관에서의 고객의 개념은 단순히 진료가 필요한 대상인 환자가 아니라 병원에서 제공하는 진료와 서비스를 이용하는 고객, 보호자와 진료 및 서비스를 제공하는 직원까지도 고객으로 인식하는 것으로 변화하였다.

1) 고객만족의 장점

(1) 현재 혹은 기존 고객의 충성도 증가는 미래에 더 많은 고객이 재구매할 것을 의미한다. 충성고객들은 같은 공급자로부터 구매를 계속하려는 경향이 나타난다. 장기적으로 기업에게 충성고객이라는 축적된 가치는 매우 높다고 볼 수 있다.

(2) 고객만족은 기존 고객의 가격 탄력성을 줄인다. 만족한 고객은 그들이 제공받는 편익에 대해 더 많은 가치를 지불할 용의가 있고 가격 증가에 대하여 인내하는 경향이 있는데, 이러한 현상은 고객 충성도로 인한 높은 마진을 얻을 수 있다는 것을 의미한다.

(3) 경쟁사로부터 고객 유출을 차단하여 고객 유치의 비용을 절감할 수 있다. 고객만족이 낮

으면 고객의 더 높은 회전율, 더 높은 교체 비용, 경쟁사에 만족하는 고객 유인의 어려움으로 더 높은 고객 획득 비용을 지불하게 된다.

(4) 미래 거래에 대해 더 낮은 비용을 지불한다. 만약 기업이 많은 고객을 보유하고 있다면 새로운 고객을 유치하기 위해 드는 과도한 비용을 줄일 수 있을 것이다. 만족을 느낀 고객은 더 빈번하게 더 많은 양을 구매하며, 기업에서 제공하는 다른 제품이나 서비스를 구매하는 경향이 있기 때문이다.

(5) 실패 비용이 감소한다. 고객을 만족시키는 제품이나 서비스의 지속적인 제공은 실패 비용을 줄여주어 수익성을 증가시킬 수 있다. 높은 고객만족을 지속적으로 제공하는 기업은 제품이나 서비스의 반환을 다루는 것, 결점이 있는 것을 개정하는 것, 불평을 다루고 관리하는 것에 더 적은 자원을 쓰게 된다.

(6) 새로운 고객을 유치하는 것에 더 낮은 비용을 소비한다. 만족한 고객은 기업에 대해 긍정적 구전(positive word of mouth)을 하는 경향이 있으며, 기업의 수익에 악영향을 주는 부정적 구전(negative word of mouth)에는 덜 기여하는 경향이 있는 것으로 나타났다.

(7) 기업에 대한 향상된 인식이 나타난다. 향상된 인식은 즉각적인 인지도를 제공하고 신제품 혹은 새로운 서비스를 출시할 때와 시험 구매에 대한 소비자의 위험을 감소시키는 데 도움을 준다. 또한 향상된 인지도가 병원 경영에 관계를 형성하고 있는 협동자 와의 관계 형성과 유지에 이점을 준다.

고객만족경영은 고객이 기대하는 서비스보다 상회하는 고객만족을 실현하고 조직적·지속적으로 창출하는 경영을 말한다. 고객만족경영을 실현하기 위해서는 고객만족을 향상시키고 경영체질 개선을 통한 전략을 수립하는 두 가지를 병행해야 한다.

첫째, 직접적 의료서비스인 진료행위의 만족을 얻는 것
둘째, 간접적 의료서비스인 의료진의 태도, 서비스 절차의 간소화, 첨단 시설 및 쾌적한 환경의 제공을 통해 만족을 얻는 것
셋째, 의료기관의 이미지 관리를 통해 연구 성과와 의료진의 명성 관리 및 홍보, 사회적 공헌 및 봉사활동 제공의 3가지로 요약할 수 있다는 것

‖ 의료서비스에서 고객을 만족시킬 수 있는 요소 ‖

위와 같은 고객만족 향상을 위한 직접적인 대책을 수립하여 실천하고 이후 조직적이고 계획적인 정비를 통해 구조를 확립하는 것이 중요하다.

- 고객만족도를 정량화하여 지표로 삼아 관리하는 경영
- 고객 접점을 최우선으로 중요하게 여겨 판단하고 실행하는 경영·관리자가 고객과 뛰어난 커뮤니케이션을 유지할 수 있도록 하고, 고객만족 향상을 고민하고 공헌하는 경영
- 최고경영자가 주도하여 고객 만족 마인드를 향상시키는 경영·고객 만족을 창조하고 제공하는 관리 구조를 구축하는 경영을 지향해야 함

|고객만족을 성공적으로 수행하기 위한 경영구조|

결국 고객을 만족시키기 위한 노력은 기업의 다각적인 측면에서 고객이 중심이 되어 서비스 지향성을 발휘하는 것이다. 서비스 지향성은 서비스 리더십, 서비스 접점, 인적자원관리, 서비스 시스템 등의 4가지 차원으로 구성된다.

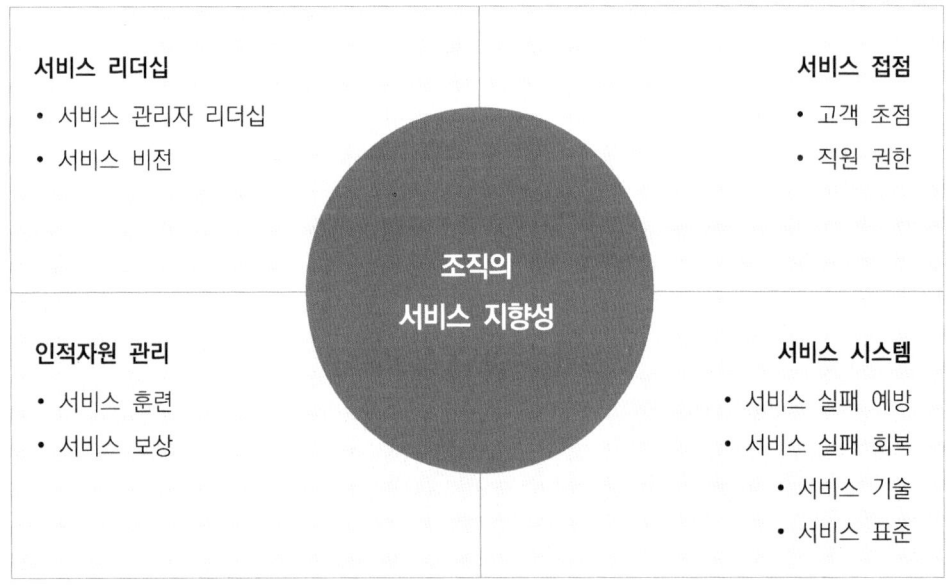

|서비스 지향성의 구성요소|

서비스 리더십, 서비스 접점, 인적자원 관리, 서비스 시스템의 각 항목의 내용은 다음과 같다.

① 서비스 리더십

서비스 리더십은 적극적인 서비스 지향성을 창출하고 유지하는데 매우 중요한 요소로 최고 경영자의 적극적이고 지속적인 지원이 서비스 지향적인 문화와 조직 분위기를 만드는 데 매우 중요하게 작용하며, 경영자의 태도와 행동이 조직의 고객만족을 위한 서비스 제공 분위기 형성에 영향을 미친다. 또한 최고 경영자의 리더십은 직원들이 제공하는 서비스 품질과 조직의 성과에도 직접적인 영향을 미친다.

② 서비스 접점

서비스 접점은 서비스 제공자와 고객 간에 매 순간 일어나는 상호작용을 의미하는 것으로 서비스 제공자의 언행은 서비스에 대한 고객의 평가에 결정적인 요인으로 작용하기에 서비스 접점의 품질은 고객만족 경영의 핵심적이고 전략적인 요소로 인식된다.

③ 인적자원 관리

탁월한 외부 서비스 품질을 제공하는 조직의 능력은 내부 서비스 품질 제공에도 직접적으로 관련이 있다. 직원의 고객만족을 위한 서비스 행동에 대한 보상, 서비스 훈련, 서비스를 제공하기 적합한 지원의 채용 등이 서비스 품질과 조직의 성과에 긍정적인 영향을 미친다.

④ 서비스 시스템

고객은 기업으로부터 일관성이 있는 서비스를 제공받기 원한다. 하지만, 기업의 입장에서는 일관성 있는 서비스 품질을 전달하기가 매우 어려운 과제이다. 서비스 제공 시스템의 설계와 운영은 서비스 품질에 일관성에 있어 매우 중요하다. 서비스 실패의 원인은 서비스 접점 직원의 문제가 아니라 서비스 시스템의 문제인 경우가 많다. 따라서 다양한 서비스 제도와 절차가 최상의 서비스 품질을 제공하기 위해 하나의 시스템으로 설계되어 체계적이고 조직적으로 운영될 필요가 있다.

- 기존 고객을 유지하고 새로운 고객을 유치할 수 있다.
- 의료기관의 매출 증가에 기여할 수 있다.
- 의료기관의 수익성을 높일 수 있다.
- 의료기관이 제공하는 상품과 서비스에 만족한 고객은 그 기관의 고정 고객이 된다.
- 만족한 고객이 주변 사람에게 긍정적인 반응을 유도하게 되어 병원의 신뢰도가 향상하게 된다.

❙ 의료기관에서 고객만족 경영을 실행해야 하는 이유 ❙

병원 환경의 변화 측면	병원 고객의 행동 변화 측면
- 글로벌 경제의 격화로 무한 경쟁시대로의 돌입 - 의료시장 내 파워가 공급자 위주에서 소비자 위주로 이동 - 의료시장의 성숙화로 차별화된 부가 가치를 제공하는 서비스의 중요성이 대두	- 소비자의 욕구와 가치가 변화 - 소비행위의 변화로 하드적 요소보다 소프트적 요소, 감정적 요소 들을 중시 - 새로운 소비층의 출현으로 인한 新 소비문화 형성 - 소비자 주권의식과 환경의식의 확산

❙ 의료기관에서 고객만족 경영의 필요성 ❙

Ⅱ 의료서비스인의 이미지메이킹

1. 이미지의 정의

이미지(Image)란 마음속에 그려지는 상(象), 표상(表象), 심상(心象), 영상(映像) 등의 다양한 뜻을 지니고 있다. 이는 가시적 형태나 율동 등의 대상으로부터 느끼는 분위기·감각·연상 등의 총체적인 개념으로 표현될 수 있으며, 인간의 지각 활동에 의해 형성된다.

어원	- 라틴어 'imago'와 동사형 'Imitay'에서 유래 - '모방', '흉내'
사전적 의미	- 감각에 의하여 획득한 현상이 마음속으로 재생된 것 - 어떤 사람이나 사물로부터 받는 느낌 - 이미지란 개인이 어떤 대상에 대해 갖게 되는 신념이나 태도, 인상으로 정의됨

┃이미지의 개념┃

1) 이미지 예시

(1) 지역 이미지

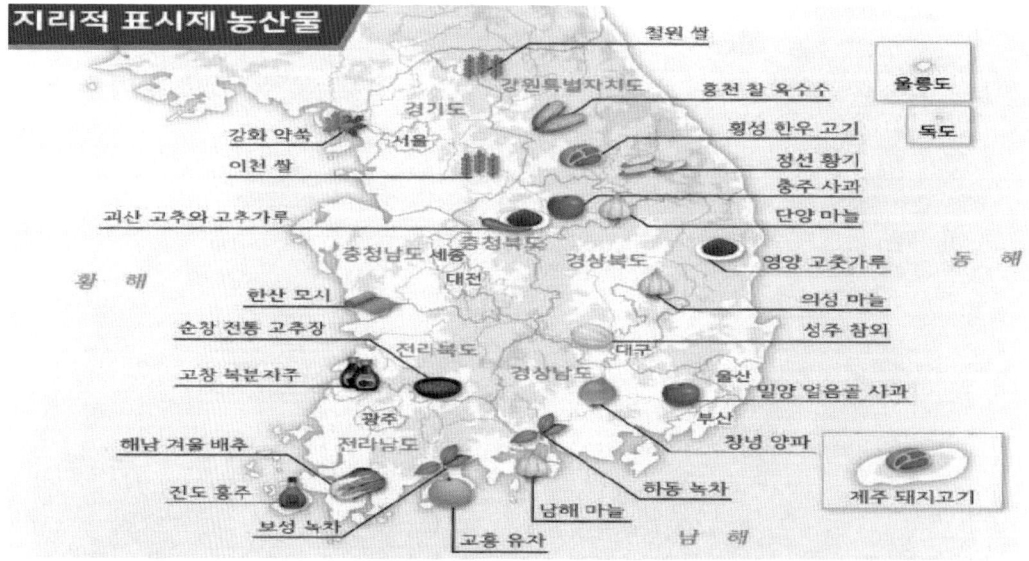

(2) 항공사 복장 이미지

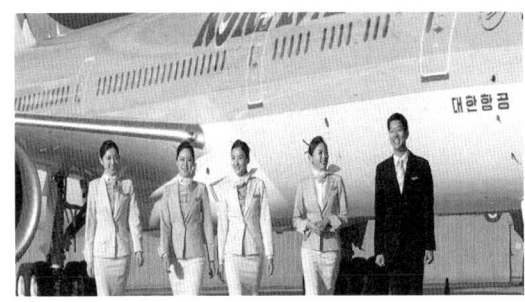

| 대한항공 | | 아시아나항공 |

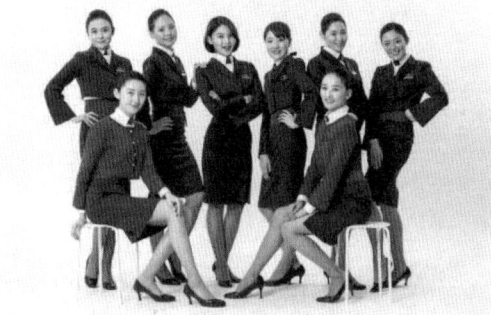
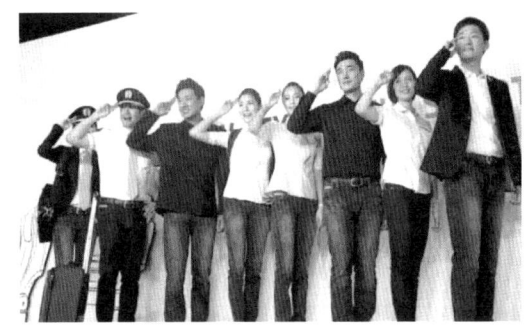

| 이스타항공 | | 진에어(청바지) |

(3) 병원 복장 이미지

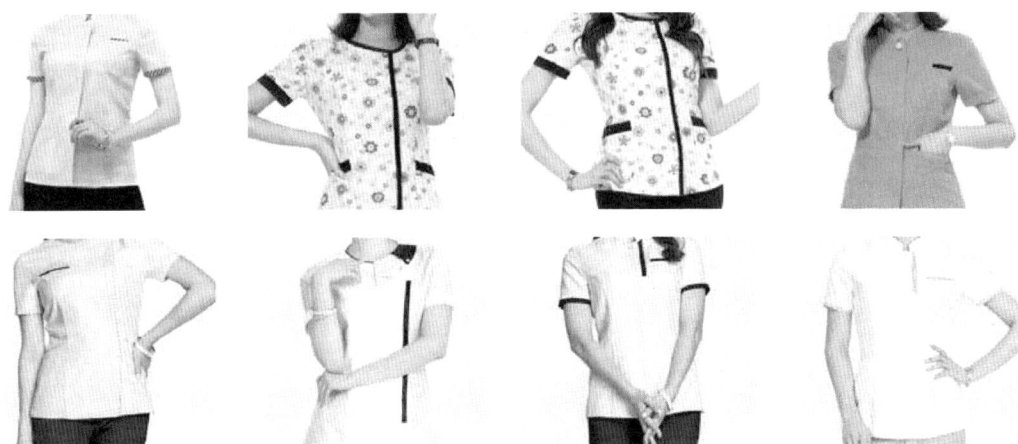

| 과거 유니폼 모습 |

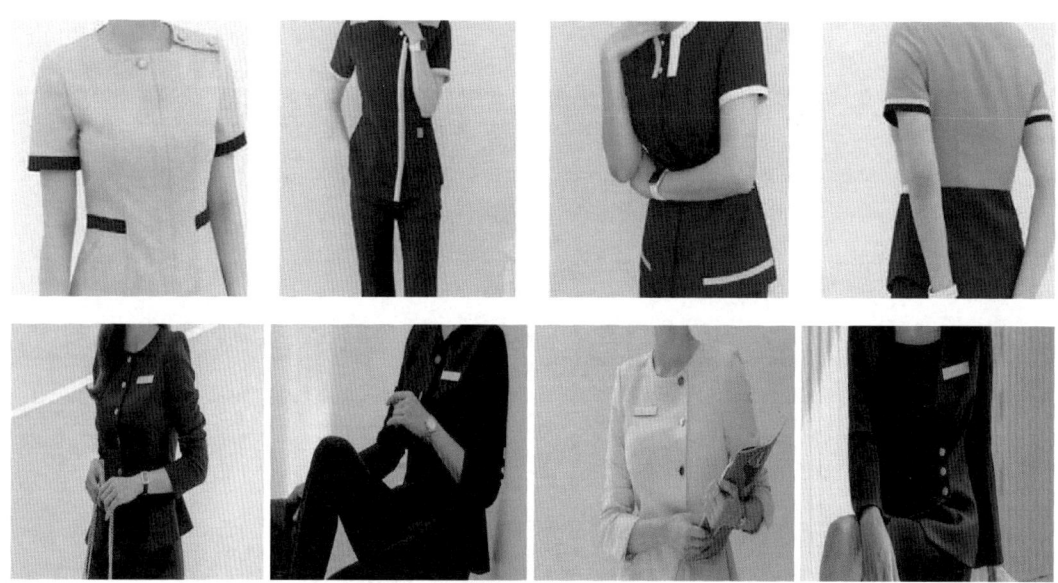

❙ 2020년 이후 기준 유니폼 모습 ❙

2) 병원 이미지의 분류

(1) 병원의 이미지

병원의 이미지는 3-ware(하드, 소프트, 휴먼웨어) 요소를 통해 고객에게 전달되는 이미지를 긍정적으로 구축할 수 있다.

3-ware 중 하드웨어(Hard ware)와 소프트웨어(Soft ware)와는 다르게 휴먼웨어(Human ware)는 사람만이 할 수 있는 영역으로, 병원의 운영방식에 따른 병원의 이미지를 통일성 있게 구축하기 위한 의료서비스인의 노력이 요구된다.

(2) 의료서비스인의 이미지

의료서비스인은 병원에서의 근무시간 동안 개인의 이미지가 아닌 병원에서 추구하는 통일성 있는 이미지를 고객에게 보여줌으로써 고객에게 병원에 대한 좋은 이미지를 만들 수 있으며 고객과의 신뢰감을 형성할 수 있도록 도움을 준다.

(3) 이미지 형성과 관련된 이론

① 대인지각(person perception)

대인지각이란 다른 사람을 대할 때 그 사람에 관한 정보들을 수집하고 이 정보들을 종합하여 전체 인상을 형성하는 과정이다. 대인지각을 통해 사람은 타인에 대한 판단으로 인상을 형성하게 되는데 사회적 상호 작용에 핵심적인 구성요소로, 병원 조직 내에서 이미지 형성과 관련하여 매우 중요하다고 볼 수 있다.

② 인상 형성(inmression formation theory)

인상은 사람이 입고 있었던 옷의 모양과 색깔, 머리 모양, 이야기를 나눌 때 그 사람의 시선, 표정, 몸짓, 말투, 이야기를 나눈 장소, 대화가 오고 간 순서 등으로 인상을 형성하게 된다. 이 중 사람들은 최소한의 정보를 가지고 매우 빠르게 타인에 대한 인상을 형성하며, 이 정보들이 그 사람의 전반적인 특성이라고 생각하여 다른 인상을 거치지 않고 그 인상으로 대하게 된다.

3) 이미지의 구성요소

I	지적 (Intelligence)
M	표정 (Mask)
A	태도 (Attitude)
G	복장 (Grooming)
E	감성 (Emotion)
V	음성 (Voice)

∥이미지의 구성 요소∥

4) 의료서비스인의 TPO 전략

TPO는 패션업계의 마케팅 세분화 전략으로, 현재는 서비스와 연관된 대부분의 직종에서 적용되고 있는 마케팅 전략이다. 고객에게 서비스를 제공하는 의료서비스인은 TPO 전략에 따라 고객 응대 시, 경우에 맞는 복장을 착용하여 병원의 통일감 있는 이미지를 연출할 필요가 있으며 또한 병원의 근무환경에 따라 복장을 갖춰 입는다.

병원 근무 시 착용하는 의료서비스인의 복장은 화려한 색상이나 불필요한 노출이 없어야 하며, 업무 중 움직임에 방해받지 않는 편한 소재가 좋다.

T	Time(시간)
P	Place(장소)
O	Occasion(상황)

▮ TPO 전략 ▮

2. 이미지메이킹의 정의

이미지메이킹(Image-Making)은 다른 사람이 어떤 대상을 보거나 생각할 때 갖게 되는 인상을 의도적으로 만들어 내는 것을 의미한다. 또한, 개인이 추구하는 목표를 이루기 위해 자기 이미지를 통합적으로 관리하는 행위이자 자기 향상을 위한 개인의 노력을 통칭하는 것으로 볼 수 있다.

1) 참자아의 발견

참자아란 자신만이 가지고 있는 개성을 의미한다. 왜곡된 자아는 필요한 열등감의 기초로 작용하여 자신에게 부정적 이미지를 가지게 될 수 있는데, 자신이 갖은 개성과 가치가 우월감 또는 열등감으로 평가할 수 없음을 이해하고 가장 '나다운 나'를 찾는 정체성 확립이 중요하다.

2) 객관적 자아상 확보

객관적 자아성 확보란 주관적 자아와 객관적 자아의 인식 차이를 축소·제거하는 것으로 '자신이 보는 나'와 '타인이 보는 나'의 차이를 인식을 줄이고 자신 스스로 안정감 있는 이미지를 형성하는 것이 중요하다.

3) 이상적 자아상 추구

이상적 자아상 추구란 현실적 자아상태를 이상적 자아상태로 끌어올리는 것으로 자신만의 진가를 찾아내어 자신의 브랜딩 과정에서 중요한 요소이다.

3. 의료서비스인의 이미지메이킹의 중요성

병원은 개인의 이미지가 아닌 조직의 이미지로 바라봐야 한다. 때문에 기업의 이미지와 브랜드 이미지 구축을 목적으로 병원의 아이덴티티 요소들을 파악하여 모든 의료서비스인이 고객으로 하여금 병원을 방문했던 경험이 좋은 기억으로 남을 수 있도록 통일되고 일관성 있는 이미지를 구축할 필요가 있다. 일관성 있는 이미지는 다른 이미지에 비해 오래 기억될 가능성을 높여준다.

상황에 따라 제각기 달라지는 이미지는 융통성이 있는 인상을 주지만 아이덴티티가 불명확하다는 이미지로 작용할 수 있기 때문에 주의가 필요하다.

색	• 흰색은 깨끗하고 위생적으로 보임 • 검정은 세련되고 전문적인 느낌으로 보임 • 파랑은 시원하고 신뢰감 있는 느낌으로 보임 • 파스텔 계열은 따뜻함, 편안한 느낌으로 보임
형태	• 새로 지은 건물에 위치한 병원 외관은 근사하게 느껴짐 (새로 지은 건물에 위치한 병원 내부도 왠지 근사할 것 같다) • 노후된 건물에 위치한 병원 외관은 거리감이 느껴짐 (노후된 건물에 위치한 병원 내부는 왠지 별로일 것 같다)
테마	• 병원의 경영 철학 • 병원의 비전 • 병원의 핵심 가치 • 병원의 운영 방침

4. 이미지메이킹의 요소

1) 내적 이미지(인성)

심리적·정서적인 특성들이 고유한 형태로 형성되는 이미지이다.

신념, 생각, 감정, 동기, 욕구, 인성, 심성, 느낌, 의도, 열등감, 만족감, 가치관, 자신감, 자기효능감, 자아존중감, 자아정체감 등이 있다. 개인이 느끼는 감정은 어떤 경험을 하느냐에 따른 차이가 있다. 이 감정은 대부분 개인의 심리적 상태를 통해 내적 이미지에 영향을 미친다고 볼 수 있다.

2) 외적 이미지(외모)

외형상 표면적으로 드러나는 이미지로, 눈으로 바로 관찰할 수 있는 것을 의미한다.

얼굴, 피부, 컬러, 메이크업, 헤어, 패션, 악세사리, 네일, 풋, 인상, 표정, 체형, 건강, 신체, 행동 등이 있다.

① 신체적 요소: 얼굴 이미지, 키, 체형, 피부색, 생김새 등
② 표현적 요소: 표정, 메이크업, 헤어, 옷차림 등
③ 행동적 요소: 걸음걸이, 제스처, 자세, 태도 등
④ 청각적 요소: 목소리, 말투, 억양, 말의 속도 등

3) 사회적 이미지

특정한 사회 속에서 성립되는 이미지이다.

사회 속의 대인관계를 교류를 통해서 개인의 본질과 현상이 나타나고 형성되는 관계적인 이미지로 리더십, 이미지 리더십, 컬러 리더십, 행동, 태도, 자세, 신뢰 형성, 커리어, 바람직한 인간관계, 에티켓, 매너 등이 있다.

사회적 이미지는 개인의 본질과 형상이 대인관계에서 상대적 교류로 나타나고 형성되는 것으로 본다.

4) 의료서비스인의 이미지 메이킹 요소

내적 이미지	• 긍정적 성향 • 뛰어난 공감 능력 • 경청의 자세를 잘 갖춤 • 심리적, 정신적, 정서적으로 안정된 상태 • 서비스 이해 정도가 높은 수준 • 업무 중 개인의 감정을 쉽게 표출하지 않는 성향

외적 이미지	• 깔끔한 인상 • 따뜻한 인상 • 차분한 인상 • 올곧은 인상 • 올바른 인사 표현 • 다정하고 따뜻한 느낌을 주는 말투와 행동
사회적 이미지	• 병원 사내 규정에 따름 • 고객 응대 5요인(시선, 표정, 자세, 대화, 복장)에 따름

5) 의료서비스인의 이미지 형성 요소

(1) 외모(appearance)

의료서비스인의 복장, 컬러, 메이크업의 형태, 헤어스타일, 피부관리, 성형수술 등 외모는 현재의 모습으로 표출된다.

헤어	• 기본 단발머리 • 긴 머리(머리망 착용 필수) • 화려하지 않은 퍼머 머리(유행에 따른) • 깔끔하고 청결함을 유지한 머리 • 앞머리가 흘러내리지 않는 머리 • 눈을 가리지 않는 머리
메이크업	• 기초 메이크업(파운데이션, 눈썹, 마스카라, 립스틱 등) • 수수한 메이크업 • 본인의 장점을 살린 메이크업 • 화려하지 않은 메이크업 • 포인트를 강조하지 않은 메이크업 • 진하지 않은 메이크업 • 트렌드에 너무 뒤처지지 않는 메이크업
피부	• 깨끗한 피부 • 혐오감이 느껴지는 피부를 제외한 모든 피부(노출된 부위의 화상, 적극적인 치료가 필요한 여드름, 외상으로 인한 흉터 등)

컬러	• 검은색 • 흰색 • 파란색 • 파스텔 계열의 색 • 1~2가지로 통일된 색
복장	• 유니폼 • 머리망 • 신발(간호화) • 규정화된 복장 • 신뢰감을 전달할 수 있는 복장
신발	• 굽이 높지 않으며 걸을 때 구두굽 소리가 나지 않는 구두 • 걸을 때 소음이 발생되지 않는 간호화 • 구겨 신지 않은 간호화 • 오염물이 묻어 있지 않은 간호화 • 흑색, 검은색, 흰색 등 규정화된 복장과 같은 계열의 색상의 신발
네일	• 사내 규정에 따른 손톱 길이 및 매니큐어 • 매니큐어의 색은 튀지 않는 투명 또는 베이지 컬러 • 청결하게 유지되는 손톱
악세사리	• 귀에 딱 붙는 스터드(STUD) 귀걸이 • 심플한 스타일의 사이즈가 작은 귀걸이 • 단정하고 격식 있는 자리와 어울리는 귀걸이 • 큰 사이즈의 링(HOOP) 또는 늘어지는 드롭(DROP) 형태가 아닌 귀걸이
향수	• 잔잔한 향기의 향수 • 자연에서 맡을 수 있는 시원한 향수 • 진한 향으로, 오히려 불쾌감을 줄 수 있는 향수를 제외한 나머지
성형수술	• 눈 성형 • 코 성형 • 안면윤곽 성형 • 안면거상 성형 • 지나치게 과도하지 않은 성형

의료서비스 사내 규정

헤어
1. 짧은 헤어 (헤어핀 등의 장식 금지)
2. 긴 헤어 (어깨선 넘는 길이는 머리망 필수)

메이크업
가벼운 메이크업 (진한 색조 화장 금지)

악세사리
1. 1cm 넘지 않는 귀걸이 허용
2. 간호파트만 시계 허용
3. 유니폼 외부로 노출되는 부위에 문신이 있을 경우 테이핑 필수 (단, 입사시 협의된 문신에 한함)

손 향기
1. 우리병원 0.2mm의 짧은 손톱 항시 청결유지
2. 진한 향수 사용 금지 (불쾌감 주는 짙은 냄새, 담배 냄새 x)

유니폼 스타킹 신발
규정에 맞는 유니폼과 간호화 착용
1. 구김없는 유니폼
2. 살색, 검정 스타킹 (또는 흰색, 검정 양말)

┃의료서비스 사내 규정┃

(2) 표정(expression)

표정은 의료서비스인의 심성과 감정에 의해 작용하고 생각과 욕구가 영향을 주며, 언행이 수반되고 외모나 자세가 관여하거나 간섭한다. 즉, 기본적인 심성과 상황에 따라 달라지는 감정에 의해 밖으로 표현된다. 이때, 밝은 표정은 인간관계의 기본이라고 할 수 있다.

① 표정의 중요성

- 표정은 첫인상, 이미지를 결정짓는다.
- 첫인상은 5초 이내 80%가 결정된다.
- 밝은 표정의 직원은 고객의 표정을 바꾼다.
- 호감을 주면 갑절로 돌아온다.
- 밝은 표정은 인간관계의 기본이다.
- 마음을 아름답게 하면 얼굴은 저절로 밝아진다.
- 표정은 그 사람의 마음의 메시지를 담는다.

② 표정과 시선에 따른 긍정적 해석

미소 짓는 표정	반가움, 호감, 흥미, 관심, 행복, 편안, 자신감 상승 등
웃는 표정	
밝은 표정	
스마일라인 표정	
눈 맞춤의 시선	

③ 표정과 시선에 따른 부정적 해석

미소 없는 표정	불만, 의심, 두려움, 불쾌감, 거부, 귀찮음, 부담감, 불신, 경멸, 거절, 반대, 숨기는 마음 상태 등
무표정	
인상 쓰는 표정	
곁눈질하는 시선	
아이컨택 하지 않는 시선	
피하는 시선	

(3) 자세(attitude)

사람은 현재의 감정 상태에 따라 자세가 달라지고 욕구 성향에 따라 태도가 다르게 나타난다. 의료서비스인의 자세는 감정과 욕구에 의해서 작용하고 심성과 습관이 영향을 주며, 외모와 말이 수반되고, 표정과 행동이 관여하거나 간섭하며 자세가 달라진다.

(4) 행동(behavior)

의료서비스인의 욕구와 습관에 의해 작용하고 감정과 생각이 영향을 주며, 표정과 외모가 수반되고 말과 자세가 관여하거나 간섭한다.

(5) 언어(language)

사람의 독특한 생각이 습관을 만들어가고 습관은 사고에 상호 보완작용을 하여 말로 표현된다.

6) 의료서비스인의 이미지메이킹 방법

(1) 의료서비스인의 이미지 구축 과정

이미지 (Image)	의료서비스인의 이미지를 이해하기
이미지트레이닝 (Image training)	의료서비스인의 올바른 이미지를 연습하기
이미지메이킹 (Image making)	의료서비스인의 이미지를 만들어내기

(2) 이미지메이킹의 6단계

1단계	자신을 알라 (Know yourseft)	나 자신을 아는 것이 결국 성공적인 이미지메이킹이다. 나의 장점은 살리고 단점은 보완한다.
2단계	자신의 모델을 선정하라 (Model yourseft)	나 자신이 선택한 모델을 모방하는 과정을 통해 목표를 세우고 자신의 개성이 드러날 수 있도록 노력하여 궁극적으로 자신만의 특성을 살릴 수 있어야 한다.
3단계	자신을 개발하라 (Develop yourself)	자신이 가진 개성이나 장점을 더욱 가치있게 만들어 상대방에게 긍정적 관심을 갖도록 해야 한다.
4단계	자신을 포장하라 (Package yourself)	자신의 개성을 살린 이미지를 상황에 맞게 표현할 수 있게 되면 그것이 더욱 돋보일 수 있도록 잘 포장하여야 한다.
5단계	자신을 팔아라 (Market yourself)	자신의 능력을 상품화할 수 있어야 하며 자신의 능력 개발을 통해 자신을 브랜드화한다.
6단계	자신에게 진실하라 (Be yourself)	지속적으로 좋은 관계를 유지하기 위해 상대방을 대하는 자세는 단순히 잘 보이기 위한 겉치레가 아닌 진실한 마음이어야 한다.

5. 이미지메이킹의 효과

(1) 초두효과(Primacy Effect)

사람의 이미지를 결정하는 여러 정보들 중에서 제일 처음의 정보가 나중에 들어온 인상과 정보보다 전체적인 인상 형성에 더욱 크게 작용하는 현상을 의미한다. 이미 만들어진 부정적인 인상을 긍정적 인상으로 바꾸는데 많은 시간이 필요한 것은 초두효과의 영향 때문이라고 볼 수 있다.

(2) 최근 효과/최신 효과(Recency Effect)

나중에 들어온 정보가 먼저 들어온 정보보다 인상 형성에 더 중요한 영향을 미치는 효과로 초두효과의 반대되는 개념이다. 기억력의 한계로 인해 최신 정보가 더 큰 영향을 미치게 된다.

(3) 맥락효과(Context Effect)

처음 인지된 이미지가 이후 형성되는 이미지의 판단 기준이 되는 것을 의미한다. 정장을 잘 다려 입은 사람이 정리 정돈까지 잘한다면 깔끔한 사람으로 보이고, 말을 잘하는 사람이 재미가 있으면 입담이 풍부하다고 느껴진다. 반면, 잘 넘어지는 물건을 잘 떨어뜨리는 사람이 실수가 잦으면 산만하다고 느껴진다.

(4) 부정성 효과(Negativity Effect)

부정적인 정보가 긍정적인 정보보다 인상 형성에 더 강력하게 작용하는 효과로, 10번을 잘해줬는데 1번 나쁘게 행동하면 원래 나쁜 사람이구나라는 인식이 강하게 작용한다.

(5) 후광효과/광배효과(Halo Effect)

어떤 사람이 갖고 있는 한 가지 장점이나 매력 때문에 다른 특성들도 좋게 평가되는 효과이다. 자기관리가 철저한 사람이 실수가 많은 사람에 비해 더 똑똑할 것이라는 평가를 받게 된다. 개인의 장점이나 매력들로 인하여 드러나지 않은 개인의 다른 특성도 좋을 것이라고 생각하게 된다.

(6) 빈발 효과(Frequency Effect)

첫인상이 좋지 않게 형성되었더라도 반복해서 제시되는 행동이나 태도가 첫인상과는 달리 진지하고 솔직하게 되면 점차 좋은 인상으로 바뀌는 효과이다.

(7) 호감 득실 효과(Gain and loss Effect)

누군가 자기를 싫어하다가 점점 좋아하게 되는 경우 자기가 많은 이득을 보게 되는 느낌을 받고, 반대로 누군가 자기를 많이 좋아하다가 싫어하게 되면 손실이 크게 느껴지는 효과이다.

III. 의료서비스인의 기본 매너

치열한 경쟁의 병원 환경에서 더 이상 고객에게 제공하는 의료 기술로만 경쟁우위를 가질 수 없게 되자 많은 병원들은 서비스를 도입하여 환자들의 만족도를 높이고 교육을 통한 서비스 인력을 강화하고 있다.

호텔, 항공 그리고 백화점은 고객이 지불하는 비용을 기본으로 이용의 편리성과 서비스의 차별성을 제공하고 그 서비스를 받은 고객은 기분이 좋아지고 대접받고 존중받는 느낌을 갖게 된다.

병원에서의 서비스는 어떻게 적용되고 있을까?
병원마다 고객 응대 직원과 부서를 두어 여러 가지 다양한 고객서비스 교육을 하면서 시스템을 갖추고 있다. 병원에서 고객을 존중한다는 의미로 환자 이름 뒤에 '님'자를 붙여 높여 부르거나 혹은 고객님이라고 부르면서 인사만 잘하면 어느 정도 서비스를 잘 한다고 여기는 경우도 있다. 하지만 이런 호칭과 인사말이 실제로 친절함이나 높은 서비스 품질을 의미하기에는 다소 부족함이 있다.

병원을 오고 싶어 하는 고객은 없다. 질병으로 어쩔 수 없이 오는 곳이 병원이지만 방문 이유를 물으면 원장님이 친절해서, 직원과 간호사가 친절하고 진료를 잘해줘서라는 공통점이 늘 따른다. 이는 고객은 의료기술과 전혀 관계없는 서비스에 가치를 두기도 한다는 것을 의미한다.

이렇다 보니 병원을 운영하는 원장은 고객을 감동시킬 수 있는 시스템을 갖추고 그런 능력이 있는 직원이 함께 근무하기를 원하고, 고객에게 예의 바른 행동을 하고 병원의 규칙과 규정을 잘 이행해 주길 바란다.

고객에게는 서비스를 제공하고 직원 간에는 원활하고 좋은 관계를 위해서 갖춰야 할 기본적인 예의와 태도에 대해 알아보기로 한다.

1. 에티켓과 매너

우리는 서비스와 함께 에티켓과 매너란 말을 함께 사용한다. 고객에게는 제공하는 서비스는 무형의 것으로 이것을 유형화하여 나타내는 표현형식이 매너이고 에티켓이라 할 수 있다.

서비스의 목적은 고객에게 더 나은 경험을 제공하고 그로 인해 고객만족을 높이는 것이고 이는 매너를 통해서 다른 사람들과의 상호 작용에서 예의 바른 행동을 보여주고 에티켓을 통해 상호 간의 규정이나 규칙을 만들게 된다.

매너와 에티켓은 인간관계에 있어 서로 간의 존중을 표현함으로써 원활한 관계를 형성하고, 일과 개인의 삶에서 중요한 역할을 한다.

1) 에티켓

에티켓은 공공을 위한 입간판, 안내문의 의미로 고대 프랑스어의 동사 'Estiquie'에서 유래되었다. 우리가 알고 있는 규칙, 매뉴얼, 프로토콜(protocol)도 에티켓이 기초가 되어 만들어진 것이라 할 수 있다.

에티켓은 사회생활을 원활히 하기 위해 행해야 하는 바람직한 행동 양식이며, 상호 인간관계를 부드럽게 하기 위해 어떻게 행동해야 하는지에 대한 구체적인 규범과 지침이다.

또한, 원활한 조직생활을 위해 구성원 간에 반드시 지켜야 할 사칙이나 규칙 그리고 고객이 편안하고 안전한 진료를 받기 위해 직원이 반드시 지켜야 할 규칙을 말한다. 흔히, 매너와 에티켓의 차이를 에티켓은 '있다'와 '없다'의 기본 규범과 예의범절의 유무로 표현되며, 매너는 '좋다'와 '나쁘다'로 사람 됨됨이에 대한 예의를 질적으로 평가하는 것을 의미한다.

병원은 사람을 존중하는 배려의 마음이 담긴 매너를 기본으로 업무를 효율적으로 진행하기 위한 지침과 규정을 만들어 보다 나은 의료서비스를 제공하는 것이 기본이다.

2) 매너

매너는 'Manuarius'라는 라틴어에서 유래되었으며, 습관의 'Manus와 방법, 방식의 'Arius의 복합어로 행동을 취하는 방법 또는 방식을 의미한다.

매너는 상대에 대한 배려와 함께 구체적인 행동으로 나타내는 방식이며 매너의 기본 개념은 상대를 존중하는 것에 있으며 상대방에게 불편을 끼치지 않고 편하게 대하는 것을 뜻한다.

좋은 매너는 상대방에게 좋은 인상을 심어주며, 함께 일하는 데에도 도움이 되며 사회적으로 공감과 존중을 갖게 한다.

에티켓	예의범절	✓ 공공의 의미로 '지킨다' 또는 '지키지 않는다' ✓ 합리적인 행동의 기준(형식)
매너	행동, 태도	✓ 개별의 의미로 '매너가 좋다' 또는 '매너가 나쁘다' ✓ 사람마다 갖고 있는 습관, 몸가짐 등 행동으로 나타내는 것

2. 의료서비스인의 직장 예절

서비스는 고객뿐 아니라 직원 상호 간 그리고 서비스를 행하는 자신을 존중하기 위한 것이다. 직원의 행동 하나가 병원 전체의 이미지와 조직문화로 연결되며, 직원 간의 서로 배려하는 모습과 올바른 병원생활을 위한 규범과 규정을 지킴으로써 고객 접점에서 일하는 의료전문가로서의 프로다운 모습을 갖출 수 있다.

병원에서의 기본 매너인 행동과 태도를 준수함으로써 상호 간 존중과 효과적인 업무 수행이 가능해지며, 조직 내의 긍정적인 분위기를 유지하는 데 도움이 된다.

병원 직원으로써의 매너를 지킨다는 것은 다음과 같은 특징이 있다.

① 개인과 병원의 성공을 위한 경쟁력의 기본이 된다.
② 고객과의 접점에서 이루어지는 서비스에 관한 이해와 지식, 신뢰감을 줄 수 있는 서비스 매너를 이해할 수 있다.
③ 고품질의 의료서비스를 제공할 수 있는 의료서비스 매너에 대한 인식과 수행능력이 가능하다.

깨끗한 병원 환경뿐 아니라 직원의 청결하고 단정한 용모는 환자에게 좋은 이미지를 전달하고 직원 스스로의 마인드까지 단정하게 만들어준다.

1) 병원에서의 기본 매너

(1) 복장 매너

머리	- 긴머리는 단정하게 머리망에 넣어주시고 단발머리는 흘러내리지 않도록 핀으로 고정해 주세요. - 앞머리는 눈을 가리지 않는 정도로 다듬어 주세요. - 잔머리는 실핀이나 젤을 사용하여 단정함을 유지해 주세요.
얼굴	- 생기 있는 얼굴을 위해 기본화장에 색조화장을 가볍게 해주세요. - 눈썹과 콧털은 잘 다듬어 주세요.
손	- 손은 항상 청결하게 손톱의 길이는 1mm 이내로 유지해 주세요. - 네일아트가 가능한 부서의 경우 손톱과 유사한 색으로 깔끔하게 관리해 주세요.
신발	- 신발은 겉모양이 손상되지 않고 깨끗하게 유지해 주세요. - 신발은 구겨 신지 않고 걸을 끌지 말아 주세요.
복장	- 유니폼은 단정히 다려 입고, 더러워지지 않도록 청결을 유지해 주세요. - 속옷은 피부색이나 무늬가 없는 것으로 착용해 주세요.

∥ 사례 (OO병원의 용모복장 규정) ∥

- 출퇴근 시 단정한 복장을 한다.
- 유니폼을 항상 청결히 하며 신발은 끌지 않도록 한다.
- 헤어는 단정히 하고 긴 머리는 망을 하여 흘러내리지 않도록 한다.
- 이름표(명찰) 올바른 위치에 패용한다.
- 감염관리를 위한 복장 권고안은 다음과 같다.

감염관리를 위한 의료기관 복장 권고문(안) "의료기관 복장 에티켓을 준수합시다!"	환자안전기준 개정 일부 변경
□ 일반 원칙 ○ 의료기관 종사자는 감염원으로부터 자신과 환자를 보호하기 위해 **손씻기** 등의 기본적인 **개인위생**을 준수한다. ○ 의료기관 종사자는 항상 **깨끗한 근무복**을 착용하며, 근무복이 더러워지거나 오염된 경우에는 즉시 갈아입는다. ○ 의료기관 종사자는 **근무복을 착용한 채로 외출하지 않으며**, 입원 환자도 환자복을 착용한 채로 외출하지 않는다. ○ 의료기관 방문객은 **병문안 예절**을 준수하며, 병실 출입 안내에 따른 **복장 규정**을 준수한다. • 격리환자 면회나 성주보호자의 경우 개인보호구 착용지침을 준수 □ 환자와 밀접하게 접촉하는 의료기관 종사자 ○ **수술복 형태의 반팔 근무복을 착용한다.** ○ **재킷 형태의 가운을 입고, 넥타이는 착용하지 않는다.** • 가급적 가운을 입지 않을 것을 권장하며, 나비넥타이는 착용 가능 ○ **장신구 착용을 자제하고, 머리 모양을 단정하게 처리한다.**	① 보건의료인은 근무복 차림으로 외부 출입을 자제한다. ② 감염 노출 위험을 줄이기 위해 규정에 따른 근무복을 착용한다. - 수술실, 격리실, 중환자실 등을 출입하는 경우 감염예방을 위해 적절한 복장을 준수한다 - 감염의 문제를 일으킬 수 있는 복장이나 장신구는 착용하지 않도록 한다. ③ 환자 접촉 전, 청결/무균 처치 전, 체액/분비물에 노출된 위험이 있는 행위를 하고 난 후, 환자 접촉 후, 환자 주변 접촉 후 등의 감염예방을 위해 손 위생을 철저히 한다. ④ 외부의 음식물이나 기타 진료에 방해되는 물품은 반입이 제한될 수 있다.

┃보건복지부 2017년 개정안┃

(2) 출퇴근 매너

- 출근은 병의원에 정해진 규정에 따라 시간 엄수하여 진료 준비를 한다.
- 출근 시 복장은 단정히 하며, 유니폼을 입은 채로 출근하지 않는다.
- 출근 시 만나는 동료와 직원 간에 반갑게 아침 인사를 하여 밝은 분위기로 시작한다.
- 지각 및 결근을 할 경우 상사에게 사전 보고를 하여 병원 진료에 차질이 없도록 한다.

(3) 근무 중 매너

- 근무 중 항상 밝은 표정을 짓는다.
- 병원 근무 중이라도 서로 만날 경우 가볍게 인사를 한다.
- 동료 간 존중하는 마음을 가지며 신입 또는 후배에게도 반말을 하지 않는다.
- 병원에서 동료 간 손을 잡고 다니거나, 팔짱을 끼고 다니지 않는다.
- 데스크 혹은 진료실에서 고객이 있는 경우 사적인 이야기는 하지 않는다.
- 데스크 또는 진료실에서 동료와 큰소리로 이야기를 하거나 반말을 사용하지 않는다.
- 데스크에서 화장을 고치거나 음식을 섭취하지 않는다.

- 환자에게 친절히 대하고 알기 쉬운 말을 쓰도록 하며, 항상 경어를 사용한다.
- 항상 솔선수범하여 정리정돈하는 자세를 갖는다.

다음은 병원에서 비대면으로 상호 소통을 하는 여러 가지 방법 중 무전기와 온라인 소통인 메신저에 관한 병원 내 매너이다.

2) 병원에서의 비대면(온라인 소통) 매너

(1) 무전기 사용 매너

병원 업무상 실시간으로 여러 직원과 소통하기 때문에 시간과 장소에 구애받지 않고 메시지를 주고받는 것이 필요하다. 따라서, 기존에는 대학병원에서 주로 사용하던 무전기가 지금은 병·의원 규모에 상관없이 많이 쓰이고 있다.

무전기는 병원 직원 간의 효율적 업무, 상호 호출 또는 고객의 대기시간 관리를 위해 중요하게 사용되고 있다. 그러나, 무전기는 전화와 같이 음성을 통해 감정이 전달되기 때문에 여러 가지 문제와 오해를 불러오기도 한다. 여러 명과 동시에 사용하는 무전기의 주의사항을 숙지해야 하지만, 제대로 된 사용법과 사용 시 매너에 관해 모른 채 사용하는 경우가 많다.

병원 내의 무전기 사용은 상호 간의 존중이 기본이며, 올바른 사용법을 통해 보다 효율적인 업무와 소통을 하도록 한다.

다음은 무전기 사용 시 기본적으로 지켜야 할 매너이다.

올바른 표준어 사용	오해를 방지하기 위해 사투리, 유행어, 줄임말 등은 피하고 올바른 표준어를 사용한다.
짧고 간결하게	짧고 간결하게 무전기로 소통하며 전달사항이 길어질 경우 다른 소통 창구를 활용한다.
명확한 문장	말로만 의사소통하기 때문에 문장을 명확하고 간결하게 한다. 끝맺음을 분명하게 한다.
정확한 톤과 소리	옆 사람이 들릴 정도의 큰소리로 말하지 않는다. 적절한 톤과 억양을 사용한다.

존중의 화법	반말이나 명령형이 아닌 권유형이나 청유형의 화법을 사용한다. ~해주세요 → ~해주시겠습니까? (또는 ~해주시기 바랍니다) 예시) ① 지금 나가시는 홍길동님 처방전 있어요. 　→ 지금 데스크로 홍길동님 나가셨고, 약 처방전 있습니다. ② A진료실 홍길동님 2층 엑스레이실로요~ 　→ A진료실 홍길동님 2층 엑스레이실로 안내 부탁합니다. ③ 홍길동님 준비됐어요. 안쪽으로요~ 　→ 홍길동님 준비되었습니다. 모셔주시기 바랍니다. (또는 모셔주시겠어요?)
사적 대화 금지	무전기는 고객과 업무에 관해 사용하며 개인 사용은 하지 않도록 한다.
상호 협조	나의 일이 아니더라도 응답이 없을 경우 해당 부서의 직원이 즉시 응답하여 상황을 알려주어 업무가 원활하게 이루어지도록 한다.
개인정보 주의	민감한 정보나 동료에 대한 험담 또는 실수를 무전으로 얘기해서 공공화시키지 않도록 한다.
무전기 착용	유니폼에 착용 시 무전기의 위치를 통일한다.
무전기 보관 및 관리	개인별 또는 부서별 명칭을 표기하여 일정 보관 장소에 정리 충전한다. (관리 방법에 대한 안내 필수)

(2) 메신저 사용 매너

병원 내 다양한 메신저는 다양한 부서와 직원 간에 효율적인 의사소통을 통해서 원활한 업무와 빠른 전달로 환자 안전과 의료서비스의 품질을 유지하기 위해 중요한 소통 수단이 되고 있다. 또한, 직원뿐 아니라 환자와 직접적으로 소통하여 상담과 질문에 답하고 필요한 정보를 공유하고 있다. 현재 병원에서 사용하는 메신저로는 네이트온, 잔디, 플로우 등이 있다. 이러한 메신저 사용시 다음과 같은 유의사항이 있다.

표준어 사용	- 사내 메신저에서는 공식적인 소통이므로. 비속어나 반말 또는 유행하는 표현은 가능한 사용하지 않도록 한다 - 간단한 이모티콘 사용으로 분위기를 즐겁고 부드럽게 하는 것은 좋지만 이모티콘을 과도하게 사용하지 않도록 한다.
인사와 안부 전달	- 하루의 대화를 시작할 때 응원의 메시지가 담긴 인사와 함께 하루를 시작하도록 한다. 예시) '오늘도 파이팅입니다.' '즐거운 하루 보내세요.' - 상대방이 인사를 하는 경우 반드시 화답과 함께 용건을 주고받도록 한다.
명확하고 간결한 메시지	- 긴 길이의 메시지는 필요한 정보가 잘 파악되지 않을 수 있으니 의사소통은 명확하고 간결하게 한다. - 정확한 정보로 간결하게 전달하도록 한다.
개인정보 보호	- 특정인 또는 환자의 개인정보나 예민한 정보는 공개하지 않도록 한다.
간단한 질문과 답변의 신속처리	- 사소한 질문이나 답변은 사내 메신저를 통해 빠르게 처리하도록 하여 업무의 효율성을 높이도록 한다.
팀 내 공유와 협업	- 필요한 정보나 업무 내용을 팀원들과 적절하게 공유한다. - 또한 병원 경조사가 있을 경우 축하와 위로의 예를 표현한다.

3. 의료서비스인의 고객 응대 매너

고객 응대 매뉴얼은 고객만족을 위하여 모든 직원들이 일관된 수준의 고객 응대를 제공할 수 있도록 하며, 고객과의 여러 가지 상황에서 발생할 수 있는 일련의 문제를 해결하는 방법을 제시할 뿐 아니라 효과적인 의사소통을 하는 기준이 된다.

1) 상황별 고객응대 매너

고객맞이	- 허리와 가슴과 등을 곧게 편다. - 손가락은 가지런히 붙이거나 공수자세를 취한다. - 고개는 반듯하게 들고, 턱은 가볍게 당긴다. - 입은 자연스럽게 다물고, 가벼운 미소와 함께 시선은 정면을 향한다. - 밝은 표정을 유지한다. - 환자가 내원 시 자리에서 일어나 밝은 미소로 맞이하도록 한다. 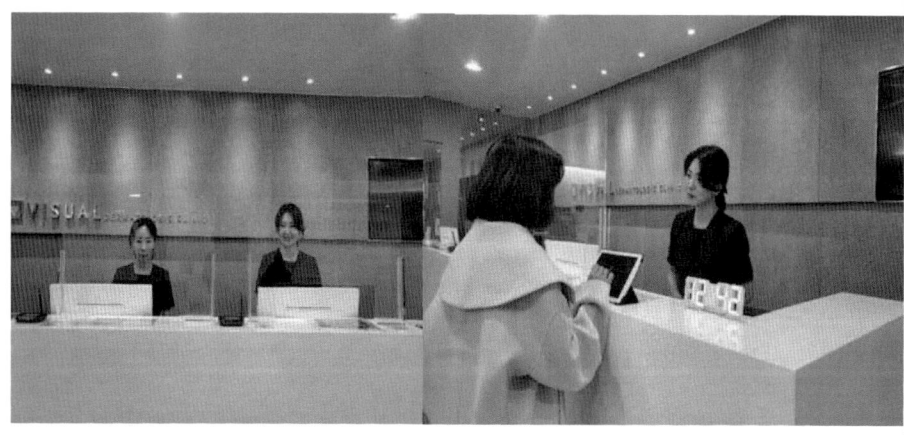
앉아 있을 때	- 상반신의 자세는 서 있을 때와 같이 허리, 등, 가슴을 편다. - 데스크 근무 시 의자 등 받침에 기대지 않도록 한다. - 팔짱을 낀 채로 앉지 않으며 손은 무릎 또는 데스크에 올려서 업무를 보는 자세를 취한다. - 고객이 보이지 않는다고 하여 다리를 꼬거나, 흔들지 않도록 하며, 신발을 벗은 채 앉아 있지 않도록 한다.

걷는 자세	- 가슴을 펴고, 등을 똑바로 세우고, 정면을 바라보며 걷는다. - 병원 내 이동하거나 환자를 안내할 경우 너무 빠른 걸음으로 걷지 않는다. - 구두 소리가 크게 나지 않도록 하며, 슬리퍼를 끌며 걷지 않도록 한다. - 환자와 마주치는 경우 가볍게 목례를 하고, 우측으로 양보를 하며 걷는다.
안내 시	- 환자보다 왼쪽으로 한걸음 앞서서 천천히 걷는다. - 고객의 보행 속도에 맞추어 너무 빨리 걷지 않도록 한다. - 가끔씩 사선 방향으로 고객을 확인하고, 가고자 하는 방향을 정확히 가리키며 안내한다. - 일정한 간격을 유지하며 걷는다. 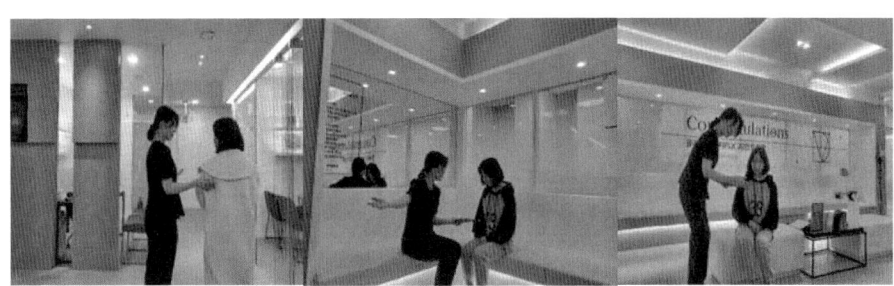
방향 지시	- 가지런히 모은 손바닥을 이용하여 시선도 함께 따라간다. - 손바닥이 사선으로 위로 보이게 한다. - 고객이 질문한 내용을 복창 확인한다. - 팔꿈치의 각도로 원근거리를 나타낸다. - 사람은 두 손으로 방향은 한 손으로 가리킨다. - 시선은 상대방 눈- 가리키는 곳- 상대방 눈을 차례로 바라본다. (삼점법)
문을 여닫을 때	• 앞으로 당겨서 여는 문 - 직원이 손잡이를 앞으로 당긴다. - 고객이 열린 문으로 먼저 나간다. - 직원이 뒤따라 가며 문은 큰소리 나지 않게 조용히 닫는다. • 밀고 들어가는 문 - 직원이 문을 밀어 먼저 들어간다. - 문 손잡이를 잡고 서서 고객이 들어오도록 한다. (이때, 문이 닫히지 않도록 조심한다) - 고객이 들어온 걸 확인 후 문을 조용히 닫는다.

엘리베이터 안내 시	- 엘리베이터는 버튼의 대각선 방향 뒤쪽이 상석이다. - 탈 때: 환자보다 먼저 엘리베이터 안으로 들어가서 열림 버튼을 누르고, 원하는 층으로 환자를 안내한다. - 내릴 때: 환자가 먼저 내리도록 하며, 엘리베이터 문이 닫히지 않도록 열림 버튼을 누르고 있는다. - 환자와 가볍게 small talk를 한다. 다른 진료실이나 검사실로 이동하는 경우 해당 원장님 약력이나 그 과의 특성을 알려 주어도 좋다. * 엘리베이터 안에서의 상석 위치 [버튼/입구가 왼쪽에 있고, 병원코디네이터가 버튼 옆, 좌석 배치는 1, 2 (뒷줄), 3, 상석 (앞줄)]
회의실 상담실	- 회의실의 일반적 상석은 출입문에서 가장 먼 자리이다. - 창문을 등지는 자리가 상석이다. - 창밖의 풍경이 좋은 자리가 상석이다. - 윗사람을 기준으로 왼쪽이 아랫사람의 자리이다. 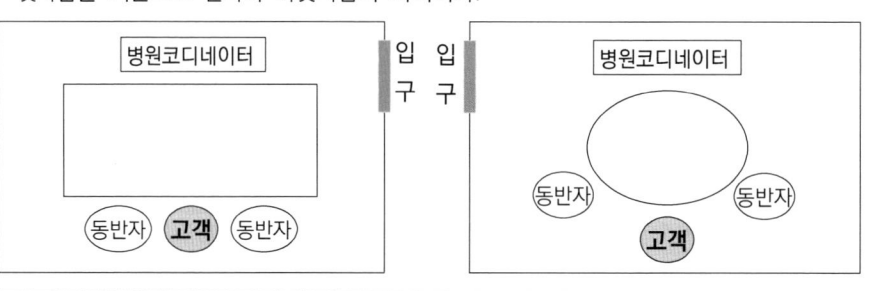

대기실 응대	- 접수 후 대기실을 가리키며 대기공간으로 안내한다. - 대기 고객이 많을 경우 얼마나 기다려야 하는지 알려주도록 한다. - 고객에게 음용대 및 기타 대기 서비스 안내를 한다. - 초진일 경우 기다리는 동안 병원의 의료진, 진료, 시스템에 관련된 정보를 제공한다. - 대기시간이 길어질 경우 고객에게 양해를 구하고 음료나 책등의 적극적인 서비스를 제공한다. - 진료실로 안내할 경우 대기실의 고객에게 다가와서 호명 후 진료실로 안내하도록 한다. 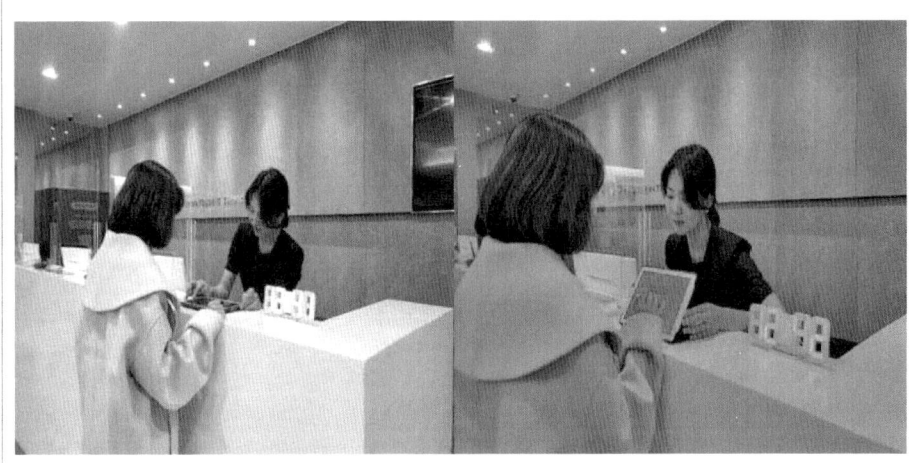

2) 명함 매너

일반적인 매너 중에 가장 대표적인 것이 명함 매너이다.

명함은 상대방의 소속과 지위와 이름이 적혀 있는 소개의 가장 중요한 수단이 된다. 병원에서 명함을 전달하는 것은 병원과 나를 전달하는 중요한 이미지가 될 수 있다. 물론 요즘은 모바일 명함 사용으로 기존보다 종이 명함의 사용이 줄어들긴 하였지만 여전히 많은 비즈니스 업무에서 나를 대변하는 중요한 마케팅 수단이 되고 있다.

명함 매너로 상대방의 존중과 배려를 알 수 있기 때문에 올바른 명함의 사용법을 아는 것이 필요하다.

(1) 명함의 중요성
- 명함의 제2의 얼굴로서 자신을 소개하는 수단이다.
- 병원의 이미지를 표현하여 전문성을 가지도록 제작한다.
- 명함 지갑을 사용하여 깨끗하게 보관한다.
- 병원 데스크와 상담실에 비치하여 고객에게 손쉽게 전달하도록 한다.

(2) 명함을 줄 때의 매너
- 명함은 서서 주고받는 것이다.
- 받는 사람이 명함의 이름을 바로 볼 수 있도록 한다.
- 아랫사람이 윗사람에게 먼저 건넨다.
- 오른손으로 명함을 잡고 왼손은 오른손을 받쳐서 전달한다.
- 동시에 전달할 경우 오른손으로 건네고 왼손으로 받는다.
- 가슴과 허리선에서 자연스럽게 전달한다.
- 명함을 건네는 경우 '고객님 안녕하십니까. 저는 OO병원 OOO실장입니다'라고 간단한 자기소개와 함께 전달한다.
- 시선은 고객의 눈→ 명함→ 눈의 순으로 이어지도록 한다.

(3) 명함을 받을 경우의 매너

- 명함을 받고 난 후는 자신의 명함도 전달한다. 명함이 없는 경우 양해를 구한 후 추후 SNS를 통해 전달해도 되는지 확인한 후 전달한다.
- 명함을 받은 후 병원명과 이름을 확인한 후 가벼운 인사말을 전한다.
  '처음 뵙겠습니다. OO병원에 다니시는군요. 말씀 많이 들었습니다. 만나서 반갑습니다' 등의 추가 인사말로 관심을 표현한다.
- 명함에 직함이 있으면 직함에 따른 호칭을 한다.
- 모르는 한자나 영어로 되어 있을 경우 양해를 구한 뒤 물어보고 확인하도록 한다.
- 받은 명함을 바로 명함집에 넣거나 주머니에 넣지 않는다.
- 명함은 테이블 위의 왼편에 두고 대화가 끝날 때까지 이름과 소속을 잘 확인하여 실수하지 않도록 한다.

(4) 명함 교환 시 주의사항

- 명함은 앉은 채로 받지 않고 반드시 서서 주고받는다.
- 명함에 낙서를 하거나 구겨지지 않도록 한다.
- 명함을 이리저리 돌려보거나 테이블에 툭툭 치는 등의 장난치지 않는다.
- 고객과의 상담 시 받은 명함을 테이블 위에 두고 오지 않는다.

┃명함실습┃

3) 악수 매너

- 악수는 오른손으로 하는 것이 원칙이다.
- 가벼운 미소와 함께 상대방의 눈을 보면 한다.
- 악수를 할 때 허리를 너무 굽히지 않고 당당하게 곧게 펴고 한다.
- 일반적으로 악수는 일어서서 하도록 한다.
- 진료 중 손에 글러브를 끼고 있거나 악수를 하지 못할 경우 양해를 구한 후 인사로 대체한다.

먼저 악수하는 경우	나중에 악수하는 경우
여성	남성
지위가 높은 사람	지위가 낮은 사람
선배	후배
연장자	연소자

┃악수를 청하는 순서┃

4) 소개 매너

- 소개자의 소속, 직책, 성명을 간단하게 말한다.
- 소개하는 이유, 소개자의 경력을 함께 소개한다.
- 소개를 하거나 소개를 받을 경우 모두 일어나서 인사를 한다.
- 소개를 받은 사람의 이름을 정확히 기억하고 대화 시 이름과 호칭을 올바르게 하여 친근감을 주도록 한다.
- 소개받은 후 한 번 더 본인이 자신의 이름과 소속을 말하면서 가볍게 인사를 건넨다.

먼저 소개	나중에 소개
지위가 낮은 사람	지위가 높은 사람
병원 내 직원	고객
남성	여성
연령이 낮은 사람	연령이 높은 사람

┃소개하는 순서┃

5) 병원에서 고객을 부르는 일반적인 호칭

님	• 존중받고 있다는 느낌을 전달하여, 병원의 이미지 전달에 긍정적이다. • 나이를 불문하여 사용할 수 있는 호칭이지만 약간의 거리감을 느끼게 한다.
선생님	• 성별과 연령을 불문하고 일반적으로 '고객님'만큼 많이 사용하는 호칭이다. 일반적으로는 30대 이후 가장 많이 사용되며 상대방을 존중하는 의미를 전달한다.
어르신	• 나이가 많은 경우에 사용하며 일반적으로 65~70세 이상일 경우 많이 호칭한다. • 간혹 이 호칭이 너무 나이 들게 느껴서 언짢아하시는 경우가 있으니 이전의 직장에서 부르던 호칭을 확인하여 그 직함(호칭)을 사용하는 것도 좋다.
어머님 (아버님)	• 자식이 있는 경우 호칭을 하되 주의를 하도록 한다. • 병원의 단골 환자 또는 가족 사항이 확인된 경우 사용하도록 하여 친근감을 전달하도록 한다.
고객님	• 기존에는 백화점, 호텔, 관공서 등에서 불특정 대상을 높여 부르는 호칭으로 많이 사용되었으나 지금은 고객 존중의 의미로 병원에서도 많이 사용하고 있다.

제3장

의료서비스 마케팅

Ⅰ. MOT(Moment of Truth) 마케팅

Ⅱ. 불만고객 응대

Ⅲ. VOC 관리

제3장 의료서비스 마케팅

I. MOT(Moment of Truth) 마케팅

1. MOT의 이해

1) MOT의 정의

병원에서는 환자를 포함한 모든 고객과의 만남에서 서비스를 제공하게 된다. 고객(환자)는 서비스를 제공받기 시작한 순간부터 마지막까지 다양하고 광범위한 서비스를 제공받고 평가하게 되는데 이 평가에 따라 고객은 재방문 또는 재구매를 계획하게 된다. 고객에게 있어 고객 접점은 제품 또는 서비스를 제공하는 조직과 어떤 형태로 접촉하든 발생하는데, 이런 결정적 순간들이 모여 소비자는 품질에 대한 만족도와 기업에 대한 이미지를 평가하게 된다.

서비스 제공자가 고객에게 서비스의 품질을 보여줄 수 있는 지극히 짧은 순간이지만 고객의 서비스에 대한 인상을 좌우할 수 있는 기회로 볼 수 있다.

리차드 노먼	얀 칼슨
서비스 품질 관리에 MOT 처음 도입한 스페인 마케팅 학자	MOT 성공 사례로 MOT를 널리 알린 스칸디나비아 항공 사장
- 스페인의 투우 용어인 'Moment De La Verded'의 스페인 용어를 영어로 옮긴 것 - MOT는 투우사가 소의 급소를 찌르는 결정적인 순간으로 '피하려 해도 피할 수 없는 순간' 또는 '실패가 허용되지 않는 매우 중요한 순간'을 의미함 - 스페인의 투우에서 투우사와 소가 일대일로 대결하는 최후의 순간을 결정적 순간을 의미함	- 1967년 이후 빙레소르 마케팅 책임자 근무 - 1974년 빙레소르(스킨다나비아 항공의 자회사): 침체된 시장에서 수익을 창출하기 위한 최대한 비용을 줄이는 것에 초점을 둠 - 1978년 스웨덴의 국내선 항공사 리니에플뤼그: 제품 중심 기업에서 고객 중심 기업으로 전환하기 위한 네 가지 핵심 비즈니스 전략 수립 - 1981년 스칸디나비아 항공사: 적자 기업을 흑자로 전환하기 위한 147개 프로젝트 기획

┃ MOT 대표적인 인물 ┃

2) MOT의 중요성

 병원은 단순히 환자를 진단하고 치료하는 위생적인 공간만으로 여겨지지 않는다. 과거 병원의 개념적 의미에서는 아픔을 호소하는 환자의 질환 및 문제를 치료하는 곳으로 경영 활동에 있어서는 이윤을 극대화하는 것이 의료경영의 1차 목표였다.

 2000년대 이후 의료산업의 급속한 발달과 함께 대형병원 외에 개원병원이 급증하며 병원 간의 경쟁이 더욱 치열해졌고 경쟁에서 살아남기 위한 병원 경영방식에 변화가 나타났다. 과거 실력주의의 경영방식에서 인간 중심의 경영으로 변화하기 시작하며 환자를 고객으로 보기 시작하였다. 얀 칼슨의 스칸디나비아의 MOT 적용은 과거 생산 중심적인 기업과 달리 서비스 중심적인 기업으로의 전환점에서 시작된 성공사례로 볼 수 있다.

3) 고객경험에 따른 MOT 대표 사례

(1) Good 사례

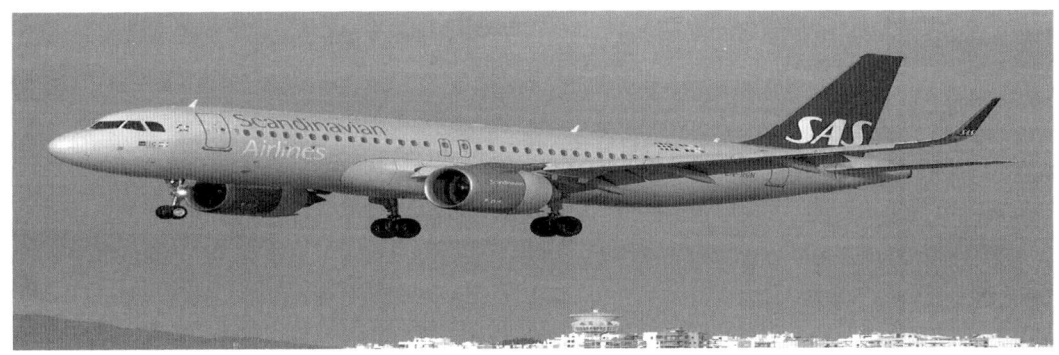

┃ 스칸디나비아 항공의 MOT 적용 ┃

내부 고객 중심(직원)	외부 고객 중심(고객)
피라미드 구조-수직-수평적 조직으로의 변화	고객 중심 서비스 강화
• 조직 개편, 권한 위임(책임) • 직원들의 태도 변화를 위한 서비스 교육 • 기업과 직원 간 비전 인식과 이해 수립 • 내부 고객에 대한 관심	• 정시 출발 캠페인 • 운항 시스템 개선 • 고객 제공 서비스 강화(유료 클래스) • 외부 고객에 대한 관심

┃ 스칸디나비아 항공의 147개 중 대표 프로젝트 ┃

(2) Bad 사례

○○벅스 '찢어진 눈' 인종차별
2012년 미국 ○○○○의 한 매장 직원이 한인 고객에게 찢어진 눈을 그린 음료컵 제공
2016년 독일 한 매장 직원이 한국인 고객의 음료컵에 찢어진 눈 그리고 원숭이 흉내냄
2018년 필라델피아 한 매장 직원이 음료 주문 없이 앉은 흑인 2명 체포
2018년 미 전력 8000여 개 매장의 문을 닫고 직원들에게 인종차별 방지 교육 실시
    (일시 폐점으로 판매 손실 약 21억 3천만 원)
2021년 아일랜드 ○○○의 한 매장 직원이 아시아계 고객의 주문한 음료에 찢어진 눈 그린 컵 제공
    (약 1,600만 원 배상 명령)

2. MOT의 적용

1) MOT에 따른 의료서비스 적용

　의료서비스를 제공하는 병원에서는 고객과의 만남에서 제공된 모든 서비스를 고객에게 평가받기 시작하면서 고객과의 모든 접점을 MOT(Moment of Truth)를 적용하여 관리하기 시작하였다. 고객의 서비스 평가 기준은 개개인마다 차이가 있으며 고객마다 제공받기를 희망하는 서비스 역시 매우 광범위하다. 병원에서는 증공소의대, 서비스의 구성 3요소를 기반으로 한 MOT 적용을 위한 의료서비스 구성 4요소와 SERVQUAL 모델 등을 적용하여 체계적인 고객 관리를 할 수 있다.

2) 의료서비스의 정확성

　올바른 기준에서의 서비스 측정은 문제가 있는 부분을 확인하여 개선책을 고안할 수 있고 현재 무엇이 중요한지를 이해하여 정확성을 구성하는 요소가 무엇인지 정확하게 파악함으로부터 시작된다.

- 얼마나 신속하게 전화에 응답했는가
- 약속된 일정을 맞추었는가
- 화물은 예약한 비행기에 실제로 도착했는가
- 비행기가 착륙해서 고객이 화물을 찾을 준비가 되기까지 얼마의 시간이 필요한가

┃ 얀 칼슨의 퀄리카고(QualiCargo) 시스템의 적용 ┃

곱셈의 법칙	곱하려는 수가 아무리 크더라도 0를 곱하게 되면 모두 0이 된다는 이론
100-1=0 법칙	수학적 계산법과는 달리 100-1=99가 아닌 0이 된다는 이론
통나무 물통의 법칙	깨진 통나무에 물을 계속 채우더라도 물통을 고치지 않는다면 물이 채워지지 않는다는 이론
깨진 유리창의 법칙	사소한 실수나 작은 무질서가 더 심각한 문제, 범죄를 야기할 수 있다는 이론

┃ MOT의 법칙 ┃

3) 고객만족 3요소

요소	의미	예
하드웨어 (Hard ware)	• 눈으로 보고 느끼고 사용하는 환경적 요소 • 고객이 직접적으로 접하게 되는 물질적인 요소로서 상품, 물리적 환경, 사람 등이다.	병원 시설, 진료장비, 진료환경, 주차장, 부대시설 등
소프트웨어 (Soft ware)	• 고객이 경험하는 고객 서비스 • 고객과 직·간접적으로 접하게 되는 무형의 요소로는 사전 서비스와 사후 서비스가 있다.	무료 진료, 사회적 공헌 정도, 명성, 병원정보 등
휴먼웨어 (Human ware)	• 고객이 경험하고 느끼는 직원의 이미지 • 제품 및 서비스를 제공하는 제공자 즉, 직원들과 접하면서 느끼게 되는 요소는 사회봉사활동과 환경보호 활동이 있다.	직원 태도, 복장, 말투, 친절, 처리 절차, 전화응대 등

(1) 하드웨어(Hard ware)

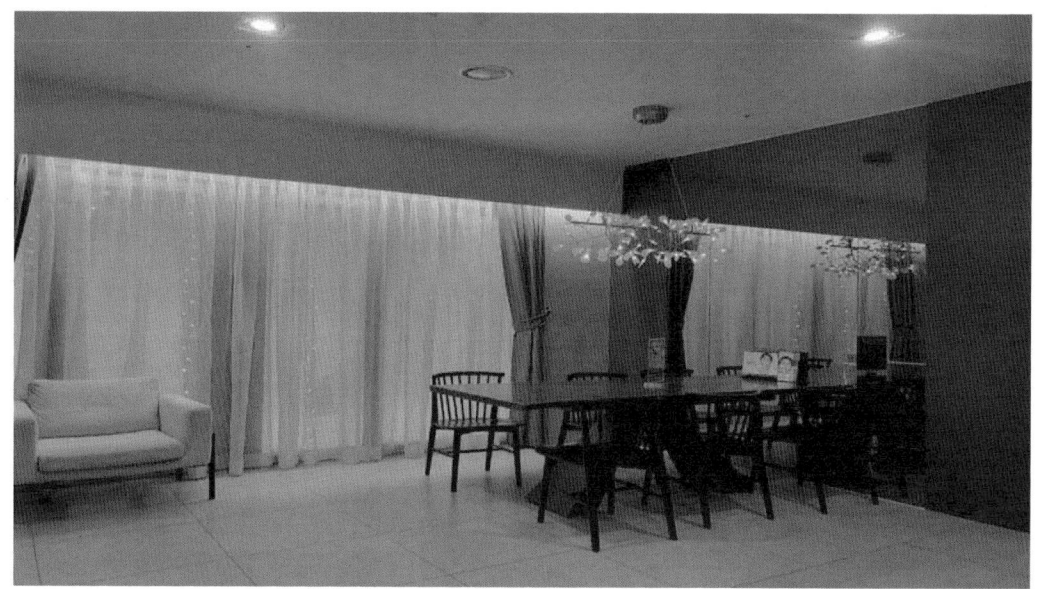

┃ 병원시설 ┃

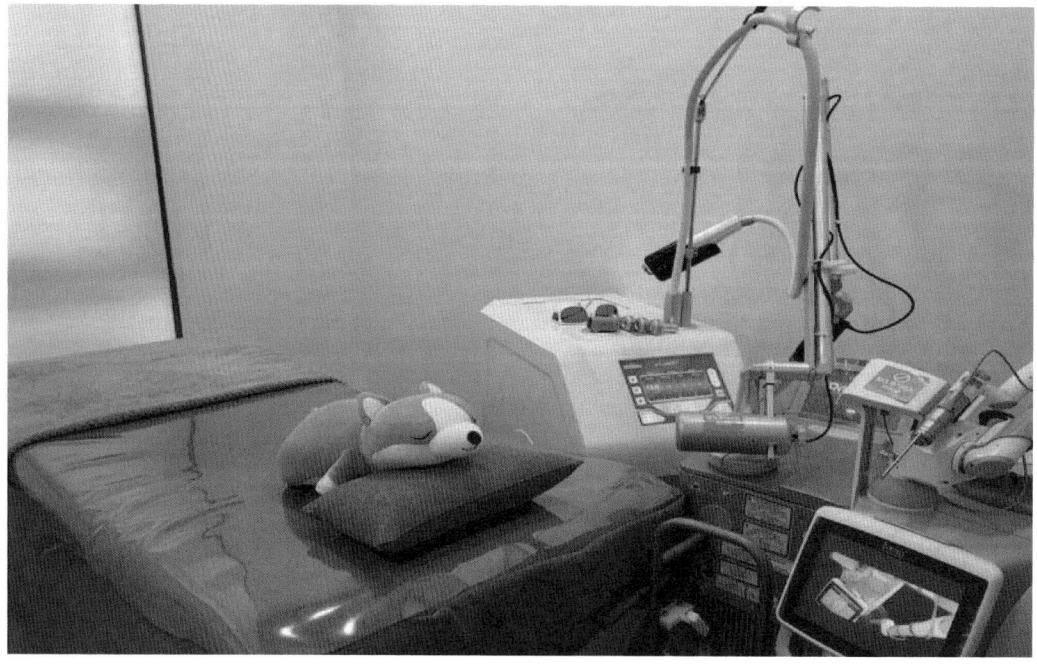

┃ 진료장비 ┃

(2) 소프트웨어(Soft ware)

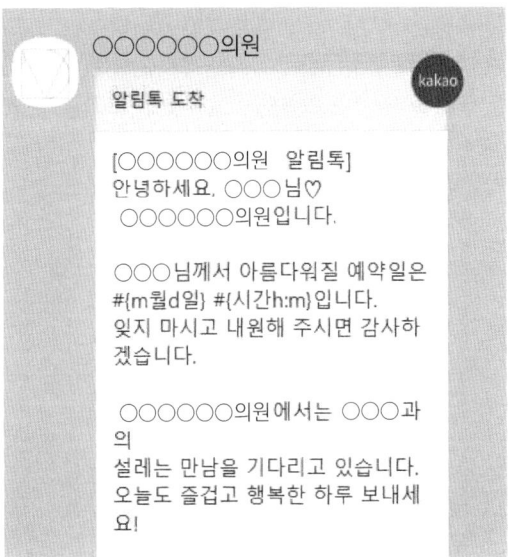 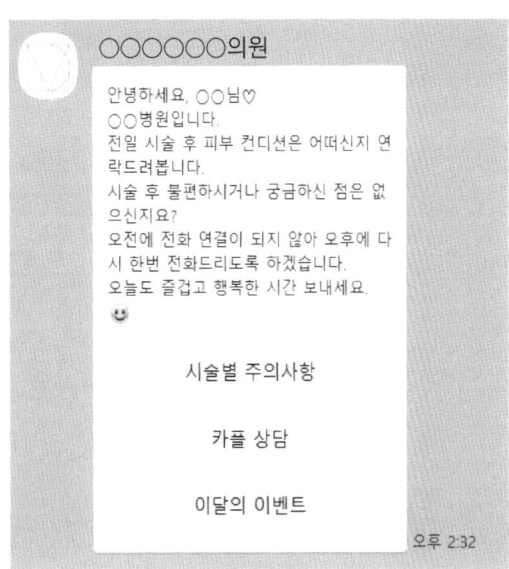

┃ 사전 서비스와 사후 서비스 ┃

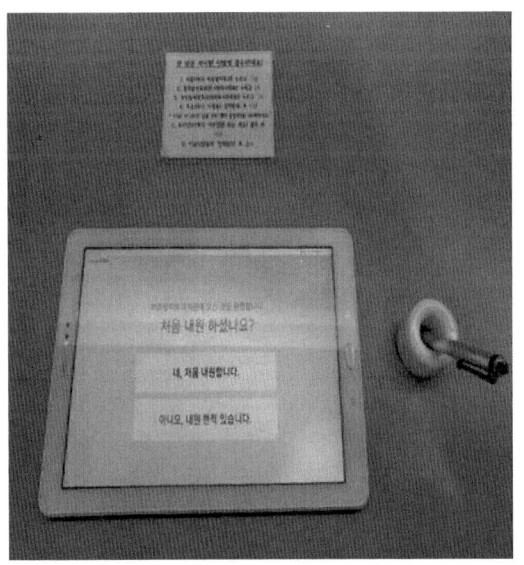 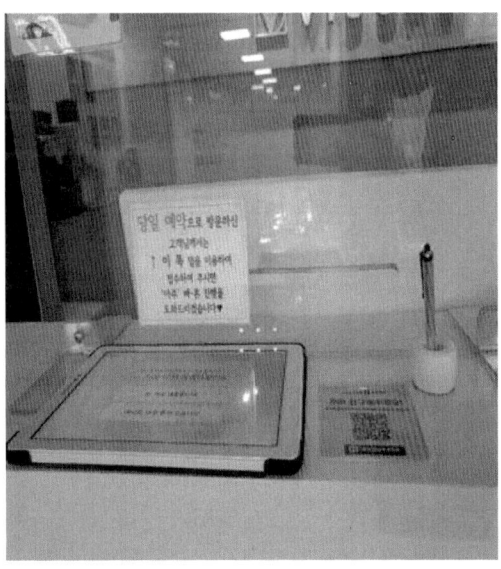

┃ 접수 시스템 ┃

(3) 휴먼웨어(Human ware)

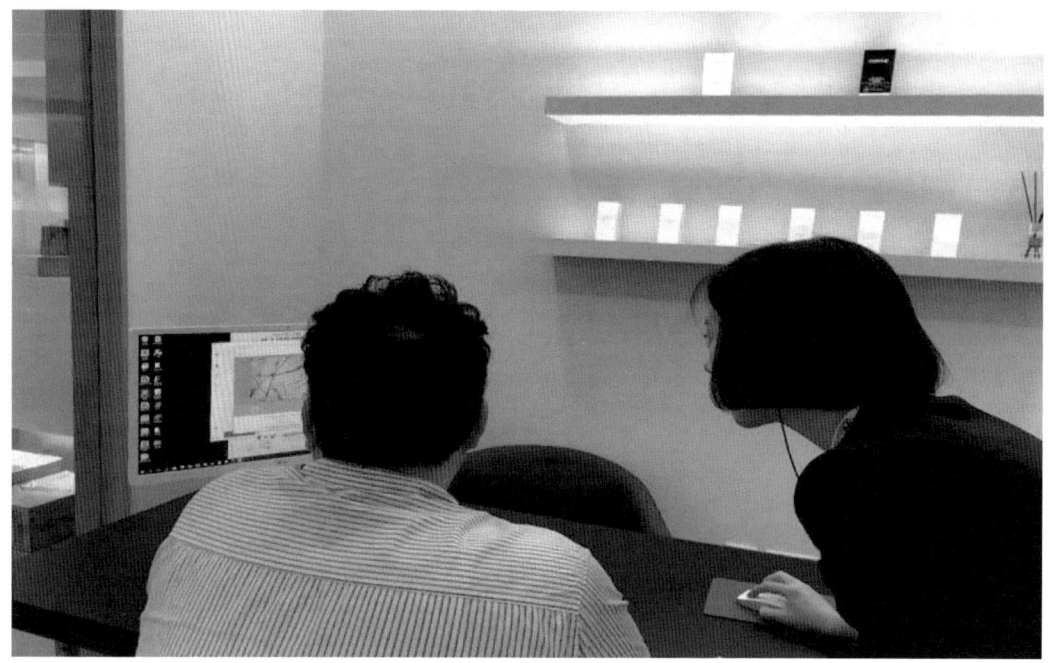

▎고객 응대 ▎

4) 고객만족을 위한 추가 요소

요소	의미	예
마인드웨어 (Mind ware)	• 직원이 직접 경험하는 반복적 학습 • 3-ware 따라 고객에게 제공하는 서비스의 공통된 응대를 위해 병원에서 지속적으로 직원 교육을 제공하는 활동이다.	신입 교육, 정기 교육, 데모 교육, 기타 교육 등

(1) 신입 교육

병원마다 병원을 운영하는 방식에 따라 신규 입사자를 대상으로 한 교육을 진행하게 된다. 이때, 병원 근무 경험이 없거나 근무 경험이 있던 모든 직원을 대상으로 교육을 진행하게 되는데 신입 교육은 병원의 빠른 적응을 도울 수 있을 뿐만 아니라 고객에게는 직원을 통해 병원의 공통된 정보를 제공받고 일관성 있는 응대로 편안한 서비스를 제공받을 수 있게 한다. 신입 교육으로는 OJT, 멘토링 제도, 프리셉터 제도 등이 있다.

(2) 정기 교육

의료서비스인의 병원 근무기간이 늘어날수록 동일한 업무 외에 추가적인 업무를 수행하게 된다. 또한, 일반적인 병원의 근무형태는 크게 달라지지 않지만 병원에 새로 도입되는 시스템, 장비, 시술 등에 따라 반복적인 교육 제공이 필요하다. 정기 교육은 오래 근무하는 직원에게는 반복적 학습에 따른 복습 효과로 업무의 습득력을 높일 수 있게 한다.

(3) 기타 교육

기타 교육으로는 법정 8대 의무 교육 외에 내부에서는 이미지, 태도, 시술 가격, 이벤트 교육 등이 있고 외부에서는 업체 세미나, 보수교육, 학회 세미나 참석, 민간자격증 취득 과정 등이 있다.

5) MOT에 따른 고객의 이해

(1) 고객의 정의

고객이란 사전적 의미로 상점 따위에 물건을 사러 오는 손님을 뜻한다. 고객은 상점을 방문할 때 마음에 드는 물건을 발견하면 구매를 고민하거나 구매하려는 욕구가 가지고 있다. 고객 개인이 가지고 있는 구매 욕구가 충족되면 비용을 지불하고 물건을 구매하게 된다. 고객은 구매하고자 하는 물건의 비용을 지불하기까지 약 4단계의 거쳐 최종 구매를 결정하게 된다.

	환자	고객
방문 의도	급여 진료	비급여 진료
구매 욕구	치료를 위함	개선 또는 변화를 위함
기대 심리	질병 또는 질환의 치료나 완치	현재보다 좋아질 것이라는 기대
비용 지출	치료를 위한 비용 지불 가능	미래를 위한 투자 가치 고민

| 환자와 고객의 구매결정 4단계의 차이 |

(2) 고객의 개념 정리

병원을 방문하는 모든 사람을 환자로만 볼 수 없다. 환자가 병원을 방문하는 목적은 여러 가지 이유가 있다. 그중 첫 번째 방문 목적은 질환 또는 질병으로 인한 치료를 위한 목적이다. 우리 몸에 발생하는 질환 또는 질병은 몸을 아프게 만들 수 있는데, 의료기관에서는 국가에서 제공하는 '국민에게 발생하는 사회적 위험을 보험의 방식으로 대처하는 사회보장제도'의 하나인 의료보장제도에 따라 환자의 의료기관 방문 목적을 급여와 비급여 대상으로 분류하여 의료서비스를 제공하게 된다.

	급여	비급여
대상	• 건강한 생활을 유지하는데 필요한 각종 검사 및 치료 등 • 건강보험의 혜택을 받을 수 있는 경우로 본인부담금과 공단부담금으로 분류	• 업무 또는 일상생활에 지장이 없는 질환 • 신체의 필수 기능 개선 목적이 아닌 경우 • 질병·부상의 진료를 직접 목적으로 하지 아니하는 경우 • 건강보험 혜택을 받지 않고 개인이 전액 부담하는 경우
항목	• 내과: 기침·콧물·가래 등과 같은 감기 증상, 소화불량, 당뇨, 종양, 알레르기, 류마티스 관절염 등 • 피부과: 외상으로 인한 상처, 가려움증, 피부염, 알레르기, 두드러기 등 • 치과: 충치치료, 치아 파손, 유치 발치 등	• 주근깨·딸기코(주사비)·점(모반)·여드름·노화현상으로 인한 탈모 등 피부질환 • 쌍거풀 수술(이중검 수술), 코 성형수술(융비술), 유방확대·축소술, 지방흡인술, 주름살 제거술 등 미용목적의 성형수술과 그로 인한 후유증 치료가 포함 • 치아교정(다만, 선천성 기형으로 저하된 씹는 기능 및 발음 기능을 개선하기 위한 치과 교정으로서 보건복지부 장관이 정하여 고시하는 경우는 제외) • 씹는 기능 및 발음 기능의 개선 목적이 아닌 외모개선 목적의 턱 얼굴(악안면) 교정술

❙급여와 비급여대상의 분류❙

(3) 고객의 분류

고객은 외부 고객과 내부 고객으로 분류된다.

내부고객	• 자신이 속해 있는 기업의 재화를 구매하거나 서비스를 이용하는 직원
	• 의사, 간호사, 간호조무사, 임상병리사, 치위생사, 피부관리사 코디네이터 등
외부고객	• 기업의 밖에서 재화를 구매하거나 서비스를 이용하는 고객
	• 진료로 방문한 고객, 시술 또는 수술로 방문한 고객, 거래처 사원, 그 외 모든 영업 사원, 혈액검사기관에서 혈액 및 조직 검사 키트 등을 수거하는 사원

┃고객의 분류┃

3. 서비스 접점 관리

고객의 경험에 따른 의료서비스는 증공소의대 서비스 적용에 따른 시스템 관리로 운영된다. 증공소의대 서비스란 고객의 증상, 공포, 소개, 의료보험, 대기시간의 관리 시스템을 말한다.

증상	증상에 대한 설명
공포	치료 과정에 공포심이 있는지에 대한 확인
소개	병원을 소개한 소개자에 대한 확인
의료보험	① 전후 보험과 비보험의 분류 설명 　　예시) 피부과 기준, 염증에 따른 주사 시술 시 보험과 비보험의 구분) ② 실비보험 적용 확인 　　예시) 도수치료, 비급여 주사 치료, 발톱무좀, 아토피크림, 썬크림, 여드름 제품 등)
대기시간	대기시간에 대한 안내

┃증공소의대 서비스 변경·적용에 따른 시스템 관리┃

1) MOT(고객 접점) 프로세스

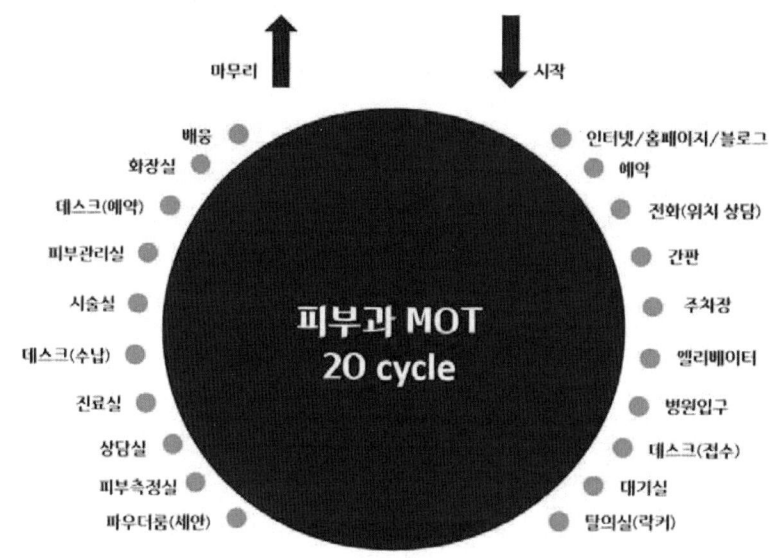

| 피부과 기준 MOT |

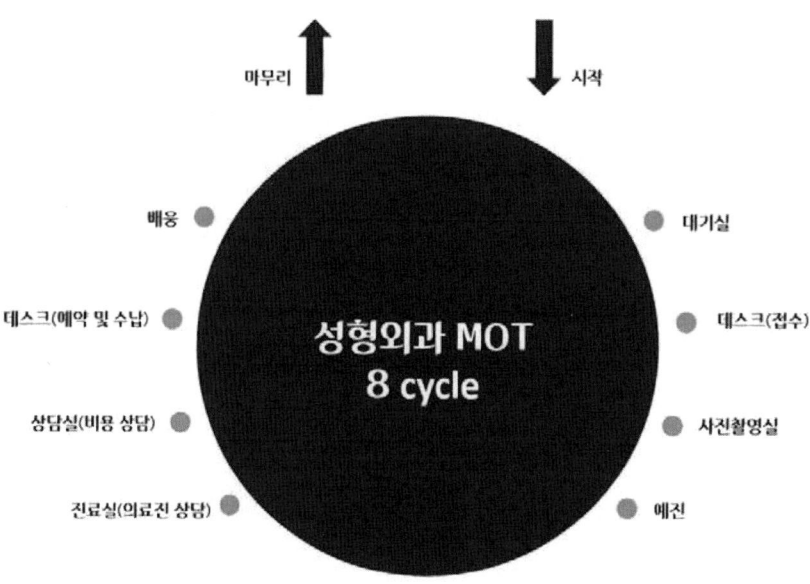

| 성형외과 기준 MOT |

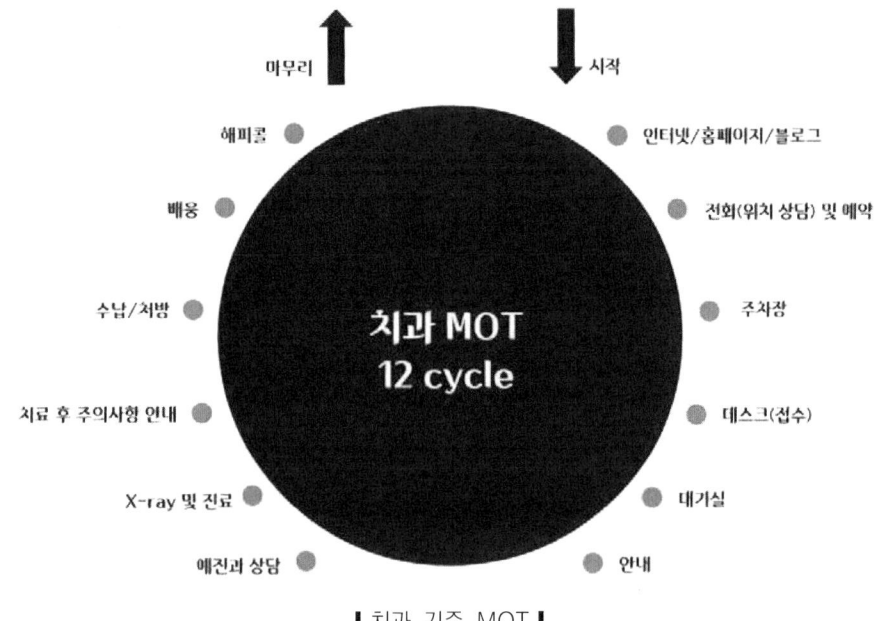

| 치과 기준 MOT |

❙ MOT cycle 그리기 ❙

1) 고객 접점의 분류

고객 접점의 분류는 크게 비대면 접점과 대면 접점으로 분류할 수 있다.

고객은 병원을 방문하기 전 1차 비대면 접점을 통한 병원 탐색 후 병원 방문을 계획할 수 있다. 이후 2차 대면 접점을 통해 병원을 직접적으로 경험함으로 써 최종 평가를 하게 되는데 최종 평가에 따라 병원의 재방문 의사에 큰 영향을 미치게 된다.

비대면 접점	• 홍보 브로셔, 청구서, 리콜 카드 등의 우편 발송물 • 홈페이지, 블로그, 유튜브, 인스타, 카카오채널, 네이버 예약 및 톡톡 • 전화(진료 예약 및 상담)
대면 접점	• 의료서비스인과 서비스를 제공받는 고객과의 직접적 만남

┃ 비대면 접점과 대면 접점 ┃

(2) 고객 접점의 세분화

고객 접점의 비대면 접점과 대면 접점은 다음과 같이 접점 세분화를 통해 병원에서 근무하는 의료서비스인들이 서비스를 제공받는 고객에게 다양한 서비스를 제공하게 된다.

(3) 고객 접점의 10단계

고객 접점	내용
온라인 접점	• 병원을 방문하기 전 병원의 다양한 정보를 수집하고 평가할 수 있는 접점 • 병원의 경영 철학, 비전, 가치 등에 대한 정보 수집 가능 • 의료진 소개, 진료 시간 및 주 진료과목, 보유한 의료기기, 고객의 소리 등을 간접적으로 경험할 수 있음
전화 접점	• 병원을 방문하기 전 의료기관 또는 진료에 관한 궁금증을 해소해주는 접점 • 3.3.3(신속, 정확, 친절) 법칙에 따른 전화응대 • 사전·사후 서비스(해피콜) 제공할 수 있음
방문 접점	• 병원을 찾아가는 과정부터 내부 입구 진입에 이르기까지의 접점 • 병원을 방문하는 과정의 편의성에 따른 고객 평가가 이루어짐

고객 접점	내용
접수 접점	• 병원을 방문하여 의료서비스인를 처음 대면하는 접점 • 맞이 인사를 통해 의료기관의 첫 사회적 이미지가 구축됨 • 〈증공소의대〉 서비스에 따른 방문 목적 및 그 외 내용 확인
대기 접점	• 병원에서 접수 후 진료를 기다리는 시간에 머무는 접점 • 기다리는 시간이 지루하지 않도록 음료, 차, 잡지, 책, 블로서, 팜플렛, 안내 책자, TV, 안마의자, 네일아트 등의 다양한 서비스를 제공하게 되는데 이때, 제공받는 서비스의 품질에 따라 대기시간에 대한 불편사항으로 인해 발생될 수 있는 컴플레인 또는 클레임을 예방할 수 있음
상담 접점	• 진료 전·후에 연결되는 접점 • 진료 전·후 중요한 안내사항을 전달하고 그에 따른 고객의 궁금증을 상담을 통해 해소할 수 있음 • 진료에 따른 계약과 중요한 문서의 서명 등이 이루어지는 공간으로 고객이 온전히 상담에 집중할 수 있도록 상담실 내부에 상담에 꼭 필요한 도구만 비치해두는 것이 좋음
진료 접점	• 병원을 방문한 주 목적을 이루는 접점 • 질환 또는 질병에 대한 치료 및 시술, 수술을 받기 전 의료진의 진단이 이루어짐 • 정확성이 요구되는 공간으로 진료실 내부에는 진료에 꼭 필요한 도구(소독기구, 진단도구 등)을 비치해두고 병원의 이미지를 부각시켜 더욱 위생적인 진료공간으로 관리할 필요가 있음
수납 접점	• 진료에 따른 수납 접점 • 결제가 이루어지는 공간으로 진찰료의 정확성, 오류를 범하지 않도록 각별한 주의가 요구됨
예약 접점	• 재방문이 필요한 경우 예약 또는 예약 안내를 받는 접점
배웅 접점	• 병원을 나가기 전 마무리 인사 접점 • 당일 제공받은 서비스를 통해 방문 후기(불편함, 개선사항, 만족 사항) 등을 여쭤보며 처음부터 끝까지 최선을 다했다는 느낌을 받도록 함 • 당일 방문에 불편함, 개선사항의 의견이 있을 경우 충분한 공감과 개선 조치가 필요할 수 있음 • 당일 방문에 만족 사항이 있을 경우 개인 차트에 기록을 남겨두고 재방문 시에도 만족했던 서비스가 잘 진행될 수 있도록 체크해야 함

2) 의료기관 MOT(고객 접점) 항목

고객은 내부고객과 외부고객 분류되지만 대부분의 접점은 같은 곳에서 이루어진다. 이때, 같은 접점이라고 하더라도 고객 분류에 따른 내용은 매우 상이하기 때문에 고객 분류에 따라 접점 포인트를 잘 이해하고 파악해야 한다. 적절한 고객 응대는 서비스 품질을 향상시키는데 큰 도움이 된다.

(1) 외부 고객 MOT(고객 접점) 항목

분류	접점 구간	항목
비대면 접점	온라인(on-line)	홈페이지·네이버·구글 검색 등
	SNS(social networking service)	유튜브·인스타·카페·블로그·카카오채널·네이버 톡톡 등
	전화	대표 전화·예약·상담·부서 문의 등
	예약	홈페이지·네이버·전화·방문 예약 등
방문 접점	이동 경로	자차 이동시 주차 공간 확보
		대중교통(지하철·버스) 이동시 병원 위치
		도보 이동시 병원 위치
	건물 입구	외부 간판
	주차 시설	건물 내 주차·외부 주차 공간 확보
		자전거·오토바이·바이크 등 주차 공간 확보
	엘리베이터	층별 입실수에 따른 엘리베이터 대수
		엘리베이터 내부에 층별 안내문을 통한 원활한 위치 파악
	계단	계단 내 전등 관리·위생 상태(손 올리는 곳·계단 바닥) 등
	병원 입구	외부에서 병원 내부로 이동하는 출입문
데스크 접점 I	원무(접수)	키오스크·탭·접수 창구·도우미
대기 접점	대기 공간	TV·잡지·쇼파·음료 등
내부 편의 접점	화장실	좌변기 수·화장지·화장실 칸 내부 선반·가방걸이·손소독제·손건조기·방향제·거울 등

분류	접점 구간	항목
	기타 편의 시설	편의점·커피숍·약국 등
상담 접점	상담	진료에 필요한 추가 확인 또는 안내·질문사항에 대한 응대
진료 접점	진료	진료과목에 따라 달라짐
	처치	진단에 따른 처치
	수술	진단에 따른 수술
	회복실	진단에 따른 수술 후 회복
	입원실	진단에 따른 입원
데스크 접점 II	원무(예약)	키오스크·탭·예약 창구·도우미
	원무(수납)	키오스크·탭·수납 창구·도우미
	원무(입퇴원수속)	키오스크·탭·입퇴원수속 창구
	그 외	제증명실·희귀질환센터·설명간호사실 등
배웅 접점	병원 출구	병원 내부에서 외부로 이동하는 출입문

4. 고객 접점 응대 매뉴얼 구축

의료기관(병원)에서는 경영자마다 각자의 추구하는 방식으로 사회적 조직 이미지를 구축하고 있으며 그에 걸맞은 최상의 직원을 채용한다. 하지만 이렇게 채용된 의료서비스인이라고 하더라도 제각기 살아온 삶의 방식, 환경, 습관, 성향, 이미지 등이 병원에서 추구하는 조직의 이미지에 부합하기란 쉽지 않다.

1) 의료서비스 멘트 통일화

의료기관의 운영 방침에 따라 의료서비스를 제공하는 모든 직원은 고객에게 공통적으로 통일화된 의료서비스를 제공함으로써, 고객으로 하여금 병원을 신뢰할 수 있도록 노력해야 한다. 고객은 직원에게 통일화된 고객 응대 서비스를 통해 병원과의 좋은 관계를 형성할 수 있으며 이후 고객은 재방문을 계획하게 된다.

예시 항목	인사의 방식	통일화된 응대 매뉴얼
맞이 인사	(미소 지으며) 안녕하세요 안녕하십니까 반갑습니다 또 오셨어요	안녕하십니까
전화 인사	안녕하세요 안녕하십니까 네, 전화받았습니다 여보세요	행복을 드리는 ○○○병원입니다

┃ 의료서비스의 통일화 예시 ┃

2) 부서별 응대 매뉴얼

의료기관 내부의 조직도에 따라 부서별 담당, 수행 업무를 파악하고 이에 상응하는 응대 매뉴얼을 구축하여 모든 직원이 고객에게 통일화된 고객 응대 서비스를 제공하는 것이 필요하다.

	process	comment	action
접 수 접 점	• 맞이 인사 • 접수 • 접수 내용 확인 • 의료진 선택 • 대기시간 안내 • 수납 • 예약 • 배웅 인사	- 안녕하십니까. - 접수 내용 확인 도와드리겠습니다. - 당일 진료를 희망하시는 의료진이 있으신가요? - 진료까지 예상되는 대기시간은 ○○분입니다. - 수납 도와드리겠습니다. - 다음 예약 도와드리겠습니다. - 안녕히 가세요.	- 고개를 숙이며 인사한다. - 고객을 바라보며 미소 짓는다.
상 담 접 점	• 맞이 인사 • 상담 내용 확인 • 시술 설명 • 시술 과정 설명	- 안녕하십니까. - 상담 내용 확인 도와드리겠습니다. - ○○시술은 ○○과정을 통해 ○○반응이 나타날 수 있으며 치료	- 반갑게 웃으며 인사한다. - 동의서 작성 시 테블릿을

	- 시술에 따른 경과 반응 설명 - 치료 기간 설명 - 예후 설명 - 시술 등록 여부 확인 - 시술 소요 시간 설명 - 시술 동의서 작성 - 대기시간 안내	기간은 약 ○○일로 이후 ○○경과가 나타날 수 있습니다. - 시술 등록을 희망하시나요? 당일 시술을 진행할 경우 예상되는 소요시간은 ○○분입니다. - 시술 전 시술에 필요한 동의서 작성을 도와드리겠습니다. - 시술 준비 후 진행까지 ○○분 기다려 주세요.	가리키며 서명을 안내하고 서명에 사용할 펜을 고객에게 건네준다.
진료 접점	- 맞이 인사 - 진료 내용 확인 - 증상에 따른 진단 - 진단에 따른 처치 및 시술 설명 - 예후 설명	- 안녕하십니까. - 진료 내용 확인 도와드리겠습니다. 진료를 위해 부위를 확인해봐도 될까요? 만져보겠습니다. - ○○ 증상은 ○○의 주요 증상으로 보여집니다. 또는 ○○의 원인으로 발생된 증상입니다. - ○○ 증상을 치료하기 위해 필요한 처치 또는 시술은 다음과 같습니다.	- 반갑게 웃으며 인사한다. - 증상 부위를 조심스럽게 눈으로 보거나 (필요한 경우) 만져보며 진단 설명을 진행한다.
처치 및 시술 접점	- 맞이 인사 - 진료 내용에 따른 처치 및 시술 확인 - 처치 및 시술 준비 - 처치 및 시술 소요시간 안내 - 처치 및 시술 후 주의사항 안내 - 사후 예약 안내	- 안녕하십니까. - 진료 내용 확인 후 처치 및 시술 준비 도와드리겠습니다. - 처치 및 시술 시 예상되는 소요시간은 ○○분입니다. - 처치 및 시술 마무리 도와드리겠습니다. 당일은 ○○○를 주의가 필요합니다. - 이후 방문 일정은 ○○일로 퇴실하시며 데스크를 통한 예약을 도와드리겠습니다.	- 반갑게 웃으며 인사한다. - 처치 부위만 오픈하여 준비한다. - 다음 이동 장소를 손으로 가리키며 안내한다.

▎부서별 응대 매뉴얼▎

Ⅱ 불만고객 응대

1. 불만 고객 발생 개요

병원은 단순히 진료상품을 판매하거나 제공하는 것이 아니라 정성과 관심을 바탕으로 의료서비스를 제공하여야 한다. 병원에서 고객에게 제공된 의료서비스나 상품에 만족도가 낮을 때 고객은 불만을 가지게 된다.

병원에서 의료종사자들은 환자나 가족으로부터 자주 불만을 듣게 되는데, 이는 피할 수 없이 대처해야 할 상황이다. 일반적으로 병원에서는 환자나 가족이 의료종사자에게 불만을 말하는 것을 대부분 컴플레인(Complaint)이라는 용어로 사용하고 있다.

경영학에서는 일반적인 불평에 대한 정의는 고객만족, 불만족의 개념으로 불평 행동을 정의하고 있다.

1) 불만의 원인

병원에서 불만이 발생할 수밖에 없는 것은 병원을 찾는 고객의 욕구와 기대가 다양하기 때문이며, 또한 고객들의 생활이나 가치관, 행동양식이 다르기 때문이다.

불만의 원인에는 병원 측 문제와 고객 측 문제로 나뉘며 다음과 같다.

병원 측 문제	고객 측 문제
• 불충분한 안내 또는 약속 불이행 • 고객과의 의사소통 오류 • 업무 능숙도와 업무 지식의 부족 • 고객 감정에 대한 배려심 부족 • 전문가라는 우월감 • 서비스 정신 결여로 인한 성의 없는 응대 　(무례한 태도) • 병원 규정만 준수하려는 행동 • 타 부서로 책임 회피 • 상품 관리의 부주의 • 서비스 제공의 융통성 부족	• 지나친 기대 • 업무 및 프로세스에 대한 지식 부족 • 고객의 착오 및 과실 • 고객의 개인적인 감정 • 고의성과 악의 • 성급한 결론, 독단적인 해석 • 업무 처리 및 지연에 대한 초조함과 긴장감 • 고객이 왕이라는 우월감과 보상 심리 • 타 병원과의 비교 심리 • 문제에 대한 항의 및 자존심 손상

위 내용 외에도 의료기관에서 실제로 자주 발생하는 고객 불만이 있는데 반복되는 불만의 경우 문제를 파악해서 해결하려는 노력이 필요하다.

(1) 대기시간 안내 (지연 및 불합리한 상황)
(2) 의사 또는 직원의 불친절
(3) 과잉 진료 (값비싼 시술, 관리만을 권유)
(4) 예약 시간 관리 (예약한 시간 보다 진료 시간이 늦는다)
(5) 주차시설, 교통 불편

2. 불만 고객 관리의 중요성

의료기관에서 뛰어난 의료서비스 품질과 서비스를 제공하기 위해 노력해도 불만족한 고객은 자연적으로 발생할 수 있다. 의료기관이 고객의 불만을 어떻게 바라보고 관리하는지에 따라 고객 관계의 방향성이 달라질 수 있다.

고객이 불만족을 경험한 이후에 적절한 사후 서비스가 이루어지지 않는다면 고객과의 관계는 단절되며 이탈하게 되며, 만족을 느낄 때 장기적인 관계로 이어지며 좋은 관계가 형성된다.

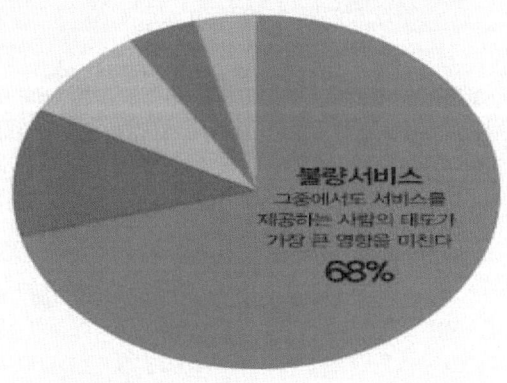

| 고객이 이탈하는 이유 |

고객은 자신이 얻고자 하는 서비스와 혜택에 대한 기준이 수시로 변하고 다양화되고 있다. 그로 인해 브랜드를 교체하는 행위가 '고객 이탈'로 이어진다.

고객 이탈은 병원에서도 중요한 운영 사항 중 하나이며 신환 유입이 있어도 기존 고객을 유지하지 못하면 지속해서 훨씬 더 많은 비용이 들기 때문에 앞으로 해결해야 하는 요인 중에 하나이다.

고객 불만으로 이탈된 고객으로 인해 의료기관은 대가를 지불해야 하고, 이는 의료기관의 이미지와 운영에 영향을 미치게 된다. 따라서 고객이 불만족하는 내용에 관심을 가지고 해결하기 위해 노력해야 한다. 불만을 직접 해당 병원에 말하는 고객의 경우 지속적으로 다니고 싶다는 마음과 관심을 가지고 있는 것이므로 그것을 잘 유도하여 문제를 인식하고 해결하려는 자세가 중요하다.

또한 불만 고객에 대한 인식이 중요한데, 우리에게 불편감을 주는 것이라고 생각하기 보다 의료기관 입장에서 '감사한 존재'로 인식하는 마인드가 필요하다.

불만을 직접적으로 표현하는 경우 병원의 문제점을 체크할 수 있는 기회를 가지게 되고, 문제점을 인식함으로써 변화할 수 있는 계기가 되며, 그로 인해 불만 고객을 만족 고객으로 전환할 수 있어 단골 고객을 확보할 수 있다. 이는 고객 이탈이 아닌 확보로 이어지며 병원 수익의 효과를 가져올 수 있다.

고객 불만 관리가 제대로 이행되지 않는 경우 의료기관에 부정적인 영향을 가져올 수 있기 때문에 적극적인 관리와 고객관계관리에 다양한 방식을 통해 해결하려는 노력이 필요하다.

한 명의 고객 불만이 부정적 메시지를 확산하는 결과를 초래할 수 있고, 그로 인해 해당 의료기관의 이미지에도 부정적 영향을 미치게 된다. 이는 반복적인 형태로 일어날 경우 의료기관의 운영에도 직접적인 영향을 미칠 수 있다.

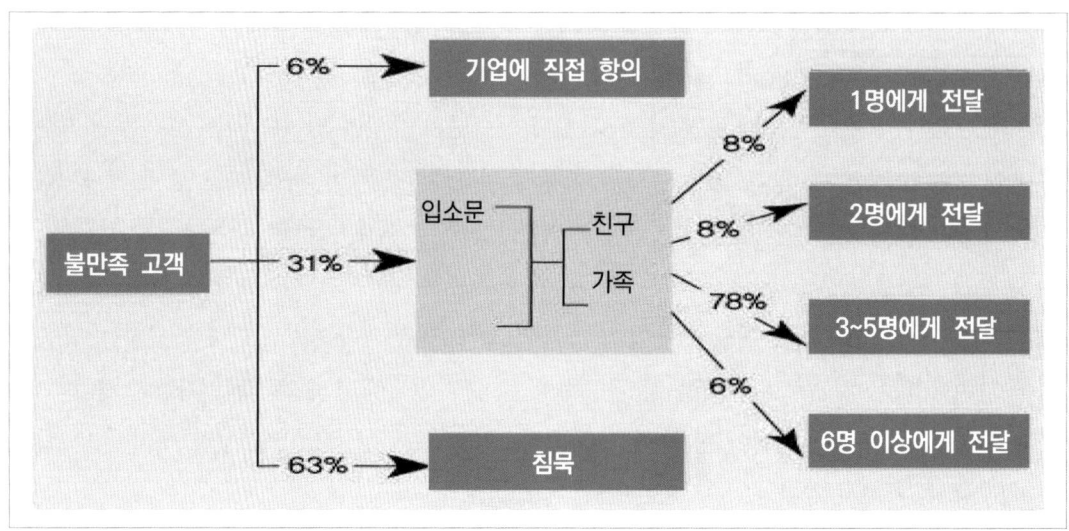

| 와튼스쿨 불만고객 연구 보고서 |

3. 컴플레인과 클레임

1) 컴플레인의 정의

사전적인 의미는 '불평하다', '투덜거리다', '호소하다'라는 뜻으로 서비스 마케팅 차원에서 고객이 상품을 구매하는 과정이나 구매한 상품에 관한 품질, 서비스, 불량 등을 이유로 불만족한 감정을 토로하는 것을 말한다.

2) 컴플레인의 의의

(1) 문제 해결의 기회

고객의 컴플레인은 상품의 결함이나 문제점을 조기에 파악하여 그 문제가 확산되기 전에 신속히 해결할 수 있는 기회를 제공한다.

① 불만이 있어도 침묵하는 고객은 그대로 기업을 이탈하지만 컴플레인을 하는 고객은 회복할 수 있는 기회를 주는 것이다. 컴플레인을 하지 않는다고 해서 문제가 없는 것은 결코 아니다.

② 컴플레인을 제기한 고객은 기업에 서비스 품질을 향상시킬 수 있는 유용한 정보를 제공한다.

(2) 부정적 구전 감소

① 불만 고객에게서 나오는 좋지 않은 평판은 빠른 시간에 퍼진다.
② 고객의 컴플레인은 부정적인 구전 효과를 최소화한다. 불만족을 직접 기업에게 불평하도록 유도하면 제3자에게 전하는 부정적 구전은 감소한다.

(3) 재구매 유도

고객의 컴플레인을 성의껏 처리해 주었을 때 고객은 자사의 재구매 고객이 될 가능성이 크다.

(4) 기업 이미지 향상

성의를 다해 컴플레인 처리를 진행하면 회사의 신뢰도를 높이고 기업 이미지를 긍정적으로 구축하는 데 도움이 된다.

3) 클레임

사전적인 의미는 '주장하다', '요구하다', '제기하다'라는 뜻으로 어떤 고객이든 제기할 수 있는 객관적인 문제점에 대한 고객의 지적을 말한다.

계약 위반 또는 상품 표시 내용과 일치하지 않는 것, 품질 불완전 및 손상 등의 내용으로 손해배상 청구나 이의를 제기하는 것이다.

당연한 것으로서의 권리, 유산 등을 요구 혹은 청구하다.'라는 뜻을 내포하고 있다. 클레임 처리가 잘못되었을 경우 고객에게 물질적, 정신적 보상은 물론 법적 판결에 따라 보상하기도 한다.

컴플레인	클레임
• 객관적이거나 주관적 • 불평, 불만에 의한 항의 • 감정적	• 객관적 • 주장, 요구, 청구 • 합리적, 사실적 • 법적 근거, 규정 등에 의거

컴플레인은 고객이 상품 구매 시 품질, 서비스 불량 등을 이유도 불만을 제기하는 것을 말한다. 클레임은 컴플레인보다 조금 더 강한 불만사항을 나타내는 것으로 정신적, 물질적, 법적 등의 보상으로 해결해야 하는 경우가 많다.

고객의 컴플레인과 클레임은 의료기관 운영에 있어서 시정해야 할 운영 및 관리적 문제와 관련이 있으며 고객의 불만사항을 처리할 수 있는 시스템들을 도입하고 관리해야 한다. 직원 교육을 통해 고객의 불만사항을 빠른 시간 내에 해결할 수 있도록 시스템을 구축해야 한다.

> **[상황]** 피부과에서 A고객이 프락셔널 레이저 시술을 받은 후 각질이 많이 일어나서 불편감 호소
>
> ① 컴플레인
> "레이저 하고 일주일이 지나면서 각질이 너무 많이 생겨서 일상생활이 어렵고 불편해요. 어떻게 해야 하나요? 방법이 있나요?"
>
> ② 클레임
> "레이저하고 일주일이 지나면서 각질이 너무 많이 생기는데요. 이렇게까지 생긴다고는 사전에 설명 안 하셨잖아요. 직장을 나가는 게 불편할 정도예요. 어떻게 하실 거예요? 붉음증도 심하고 저는 이 시술이 이런 줄 모르고 했어요. 3회 끊었는데 나머지는 안 받고 싶고, 이 시술도 저는 불편감이 심해서 전액 환불받고 싶어요."

| 컴플레인과 클레임의 비교 사례 |

(1) 컴플레인을 야기하는 직원의 태도

① 고객과 같이 흥분하기

② 고객 의심하기

③ 정당화하기

④ 개인화하기

⑤ 응대의 로봇화

⑥ 고객 응대 미루기

⑦ 고객 무시하기

(2) 컴플레인 발생의 주요 원인

시스템과 진료	• 설명 불충분, 지연 • 병원 규정만 준수하려는 행동 • 타 부서로 책임 회피 • 업무 능숙도와 업무 지식의 부족
고객 응대	• 서비스 정신 결여 • 고객 감정에 대한 배려 부족 • 전문가라는 우월감 • 서비스 제공의 융통성 부족
고객의 문제	• 지나친 기대 • 고객의 개인적인 감정 • 진료에 대한 지식 부족 • 고객이 왕이라는 우월감 • 고의나 악의적 불만을 가진 경우 • 병원이 여기뿐이냐는 비교 심리(타 병원과의 비교 심리) • 업무 처리 및 지연에 대한 초조함과 긴장감

4. 화이트 컨슈머와 블랙 컨슈머

1) 화이트 컨슈머

화이트 컨슈머는 '따뜻한 가치를 지닌 소비자'라는 뜻으로 기업과 함께 상생하기 위해 사회적 책임을 다하는 소비자를 말한다.

소비자의 권리를 정직하게 행사하고 기업의 발전을 위해 비판이 아닌 제안을 한다.

2) 블랙 컨슈머

블랙 컨슈머란 보상금을 목적으로 의도적인 악성 민원을 제기하는 소비자를 일컫는다. '블랙 컨슈머'는 'Black(악덕)'과 'Consumer(소비자)'를 합친 신조어로, 이들은 기업의 생산 능력을 저하시켜 결과적으로 선량한 소비자의 비용 부담도 증가시키게 된다.

(1) 블랙 컨슈머의 4가지 유형

① 공갈 협박형: 언론 기관에 신고하겠다고 하는 형태
② 업무 방해형: 장기간 반복적으로 민원을 제기하는 형태
③ 솔직 담백형: 원하는 보상을 구체적으로 요구하는 형태
④ 전문가형: 타인을 가장하여 수차례 소액 보상을 요구하는 형태

5. 불만 고객 해결 방안

1) 불만 처리 과정

고객이 서비스에 대한 불만이 표출되면 곧바로 불만사항을 정확히 파악하고 원인을 분석하여 이를 처리하는 시스템이 갖추어져야 한다. 따라서 고객의 불만 처리 원칙을 준수하여 응대하는 것이 바람직하다. 고객의 불만 처리 원칙에는 공정성이 있어야 하고, 고객의 입장에서 효과적인 대응을 마련해야 한다. 또한 담당 부서에서는 고객 불만사항의 사례를 공유하여 서비스와 관련된 매장의 운영, 관리 부분을 다시 점검하도록 해야 한다.

2) 불만 처리 원칙

① 공정성 유지: 지불한 대가에 못 미치는 서비스라는 생각에 불만을 제기하면 공정하게 처리해야 한다.
② 효과적인 대응: 적절한 시기에 적절한 대응이 필요하며 때에 따라 적절한 보상을 필요로 한다.
③ 고객 프라이버시 존중: 고객의 정보는 철저히 비밀로 해야 한다.
④ 체계적인 관리: 사례와 처리결과는 반드시 직원 간에 공유하여 재발을 방지한다.

3) 불만 고객 발생 시 태도

응대	태도
먼저 사과한다	"죄송합니다." 또는 "미안합니다."와 같은 사과 표현은 불만고객 응대에 가장 중요하다.
고객의 불만을 경청한다	고객의 불만과 어려움을 이해하기 위해 적극적으로 경청한다.
천천히 침착한 목소리로 이야기한다	톤을 낮춘 목소리는 침착한 분위기를 만들어 고객의 마음을 누그러뜨린다.
문제가 어려울 경우 관리자가 해결을 돕도록 한다	원칙적으로 문제는 당사자가 해결해야 하는 것이나 상사에게 고객의 불만 내용을 과감하게 객관적으로 전달해 문제 해결을 돕도록 한다.
장소를 바꾼다	"죄송하지만 상담실에 가서서 말씀해 주시겠습니까?" 등의 응대로 자연스럽게 고객을 다른 장소로 모신다. 먼저 고객에게 대안을 제시할 수 있도록 한다.
고객이 협의한 대안은 성실히 실천한다	고객과의 약속은 성실히 이행한 후 이행 과정과 고객이 만족했는지에 대해 확인한다.

4) 불만 고객 유형별 응대 방법

고객은 다양한 원인에 의해 불만족을 표현할 수 있다. 이때 고객의 유형을 정확하게 파악하여 대처하게 된다면 문제 해결 과정이 원만하게 이루어지게 된다. 따라서 고객 유형별 맞춤형 대응이 무엇보다 중요하다.

거만형	• 최대한 정중하게 예의를 갖추어 응대한다. • 자존심을 세워준다.
의심형	• 분명한 증거 및 사례를 제시한다. • 문제점을 충분히 인지하였음을 알리고 확고한 표현과 태도를 보인다.

트집형	• 언행에 각별히 신경 쓰도록 한다. • 고객이 문제 시 하고 있는 부분을 차분히 설명하여 이해시킨다. • 잘못에 대해 변명하지 않고 곧바로 사과한다.
조급형	• 서비스에 최선을 다하는 진정성을 보여준다. • 명쾌한 화법을 구사한다.
명랑형	• 예의 바르고 밝은 표정으로 대응한다. • YES, NO를 명확하게 표현하며 대응한다.

(1) 신중하고 꼼꼼한 유형

- 특징: 꼼꼼히 따지며 논리적이다. 너무 많은 설명이나 지나친 설득은 의심을 갖게 할 수 있다.
- 응대 방법: 자신감 있는 태도로 간결하게 응대하며, 질문에 성의껏 대답한다. 분명한 근거나 증거를 제시하여 스스로 확신을 갖도록 유도한다.
- 혼자 생각할 수 있는 시간적 여유를 주고 질문에 성의껏 대답한다.

(2) 성격이 급하고 신경질적인 유형

- 특징: 계속 재촉하거나 다른 고객을 응대하는 사이에 끼어든다. 한 번에 많은 이야기를 하거나 작은 일에 민감하게 반응한다.
- 응대 방법: 동작과 함께 "네", "알겠습니다." 등의 말을 사용하고 불필요한 말은 줄이다. 인내심을 가지고 신속하게 응대한다.
- 규정만 내세우지 않고, 늦어질 때에는 사유에 대해서 미리 말하고 양해를 구한다. 언짢은 내색을 보이지 않도록 하며 태도에 주의한다.

(3) 빈정거리며 모든 것에 반대하는 유형

- 특징: 열등감에 빠져 있거나 허영심과 자부심이 강하다. 문제 자체보다는 특정 사람, 문구, 사소한 단어 등 사소한 것에 집착한다.

- 응대 방법: 자존심을 존중해 주며 고객의 빈정거림을 적당히 인정한다. 대화의 초점을 주제 방향으로 유도하여 해결에 접근한다.

(4) 쉽게 흥분하는 유형
- 특징: 자신만 옳다고 생각하며 남의 이야기를 듣지 않으려 한다. 겉보기와 달리 불안감이 높은 경우도 있다.
- 응대 방법: 고객의 화는 나를 향한 것이 아닌 회사에 항의하는 것이라 생각한다. 진정할 것을 요청하기보다는 스스로 감정을 조절할 때까지 기다린다. 음성에 웃음이 섞이지 않도록 한다.

(5) 자기 과시 유형
- 특징: 모든 것을 다 알고 있다는 듯 전문가적인 태도를 취하며 자신의 고집을 잘 꺾지 않는다. 상대에게 권위적인 느낌을 주어 상대의 판단에 영향을 미치려고 한다. 직원보다는 책임자와 마주하려 한다.
- 응대 방법: 상대에 대한 칭찬과 감탄의 말로 응대하며 친밀감을 조성한다. 대화 중에 자존심을 건드리지 않도록 반론을 제기하는 등의 행동은 피한다.
- 자신의 전문성을 강조하기보다는 문제 해결에 초점을 맞춘다.

(6) 과묵한 유형
- 특징: 불만이 있어도 내색하지 않아 속마음을 헤아리기 어렵다. 한 번 마음에 들면 관계가 오래가지만 반대로 마음이 돌아서면 말없이 관계를 끊기 쉽다.
- 응대 방법: 말이 없다고 흡족한 것이 아니기 때문에 말씨 하나하나 표현에 주의한다. 정중하게 응대하고 차근히 일을 처리해 준다.

(7) 소리를 지르는 유형
- 특징: 목소리를 크게 내면 더 빨리 해결될 거라고 생각한다. 말에 욕을 섞어 하는 경우도 있다.

- 응대 방법: 자신의 목소리가 크다는 것을 인지시키기 위해 소리를 낮추고 조곤조곤하게 얘기한다. 조용한 장소로 옮겨 대화가 중단되면 상대의 기분을 전환시키고 낮은 목소리로 다시 이야기를 시작한다.

(8) 깐깐한 유형
- 특징: 직원을 깍듯이 대하지만 직원의 잘못은 꼭 짚고 넘어간다. 말이 많지 않고 예의 바르게 행동한다.
- 응대 방법: 고객이 잘못을 지적했을 때 반론을 말하지 않고, 감사히 받아들이는 자세를 보인다. 불만 발생 전에 사전 예방하는 것이 중요하다.

5) 불만 고객 응대 요령

불만고객 응대시 MTP 기법을 적용할 수 있다. MTP 기법이란 컴플레인 처리 시 사람(Man), 시간(Time), 장소(Place)를 바꾸어 처리하는 방식이다.

(1) Man(사람)
- 내 스스로의 마인드를 바꾼다.
- 나의 표정이 진지했는지 점검해 본다.
- 불만 고객에게 시선을 집중하여 응대했는지 점검해 본다.
- 새로운 사람으로 바꾼다.
- 담당 직원 → 책임자, 하급자 → 상급자, 직원의 성별(남 → 여 / 여 → 남)

(2) Time(시간)
- 즉각적인 해결 방안을 제시하기보다는 고객에게 이성적으로 생각할 수 있는 시간을 준다.
- 고객이 화가 난 경우 마실 것을 권유하는 등 그 상황을 잠시 끊어 준다.

(3) Place(장소)
- 조용하고 편안한 분위기의 자리에 앉을 것을 권유한다.

- 공개된 공간에서 사무실이나 상담실로 권하는 것도 방법이다.

6. 불만 고객 처리 단계

(1) 1단계 - 경청
- 고객의 불만을 신속하게 접수하고 공손한 자세로 고객의 불평을 끝까지 경청한다.
- 중요한 사항은 메모하며 듣는다.
- 고객의 자극적이고 강한 불만에 말려들지 않도록 하고 자신의 의견을 개입시키기보다는 전체적인 사항을 듣는다.

(2) 2단계 - 공감
- 고객의 항의에 공감하고 마음을 충분히 이해할 수 있음을 적극적으로 표현한다.
- 긍정적인 비언어적 신호를 활용한다.
- 고객이 일부러 시간을 내서 문제점을 지적해 주어 해결할 수 있음에 대해 감사를 표시한다.

(3) 3단계 - 사과
- 변명은 문제를 더 확대시키므로 문제점은 솔직하게 인정하고 정중하게 사과하며 이해와 용서를 바라는 것이 좋다.
- 설사 고객의 잘못으로 발생된 일이라도 고객에게 책임을 묻지 말고 고객의 문제를 잘 해결할 수 있도록 돕는다는 생각에 집중한다.

(4) 4단계 - 해결 방안 모색
- 질의응답을 통해 많은 정보를 확보하고 이를 통해 원인을 규명한다.
- 본인이 해결하기 어려운 경우 관련 담당자를 통해 해결 방안을 함께 모색한다.

(5) 5단계 - 해결 약속
- 고객에게 해결 방안을 제시하고 이를 위해 어떤 조치를 취할 것인지 설명한다.
- 고객이 원하는 처리 방법이 있으나 불가능한 경우 적절한 대안을 강구한다.
- 해결에 대한 약속은 고객에게 안정감과 신뢰감을 준다.

(6) 6단계 - 신속한 처리
- 우선순위에 따라 신속하고 완벽하게 처리한다.
- 문제 해결을 위해 최대한 노력하고 있음을 보인다.

(7) 7단계 - 재사과
- 불만 사항을 처리한 후 고객에게 결과를 알린다.
- 고객에게 다시 한번 정중하게 사과하며 감사 표현을 한다.

(8) 8단계 - 개선 방안 수립
- 다른 직원에게 고객 불만 사례를 공유한다.
- 재발되지 않도록 방안을 강구하고 고객 응대 매뉴얼을 정립한다.

7. 불만 고객 응대 후 자기 관리법

(1) 자기만족하기

어려운 불만 고객 응대를 잘 해결하여 고객만족으로 이끌었다는 것에 대하여 스스로 칭찬한다.

(2) 자신에게 보상하기

자기 자신이 만족할 수 있을 만한 외재적 보상은 업무 성취도를 높여 준다.

(3) 부정적인 기억 지우기

불만 고객을 상대하면서 좋지 못한 기억이 있다면 깨끗하게 잊는 것이 좋다. 자칫 부정적인 기억이 다른 고객과의 커뮤니케이션을 제한할 수 있다.

(4) 자신을 객관적으로 들여다보기

불만 고객 응대 시 자신이 감정적이지는 않았는지 또는 응대 매뉴얼에 따라서 움직이지 않았는지에 대하여 스스로를 점검하고 피드백 해 본다.

외재적 보상	눈에 보이는 직접적인 보상으로 동기 부여와 단기적 업무성과의 향상에 효과적이다. (예. 휴가, 휴식)
내재적 보상	성취감, 만족감, 보상 등을 주며 바로 효과가 나타나지는 않지만 장기 몰입이 가능하다.

(5) 불만 고객 관리 카드를 활용한 시스템 개선 활동

① 불만고객 대면, 비대면 분류
② 불만 내용, 환자 반응 등을 카드에 기록
③ 불만 처리 과정 및 해결 내용 기록
④ 불만 처리 개선과 시스템 확보
⑤ 불만 발생 시의 응대와 처리의 중요성을 직원에게 인식시킴

CP카드

작성일:

고객명(차트 번호):   / 담당자:

접수 형태: 대면 or 비대면

불만 내용(요점정리):

해결 내용(어떻게 되었는지 기입)

▎CP (Complaint)카드 ▎

III. VOC 관리

1. VOC의 정의

VOC(Voice Of Customer, 고객의 소리)란 고객이 기업에게 들려주는 피드백을 의미하며, 고객이 기업에게 보내는 커뮤니케이션을 총칭한다. 즉, 고객의 방문, 문의, 상담, 항의, 건의 제안, 거래 등 고객을 통해 습득된 모든 데이터를 말한다.

2. VOC의 중요성

① VOC는 서비스 개발과 혁신에 중요한 기초 데이터로 유용하게 활용될 수 있다.
② 최근 VOC에 대한 중요도가 높아짐에 따라 VOC를 독립적인 시스템으로 도입하고, CRM을 대체, 보완하는 시스템으로 활용하는 곳도 증가하고 있다.
③ 정성적 자료와 정량적 자료를 모두 활용함으로써 고객이 원하는 요구 사항을 정리할 수 있고 고객 요구사항을 친화도로 정리하면 체계적으로 고객 가치를 정리할 수 있다.
④ VOC를 통해 얻은 자료는 빅데이터 분석을 거쳐 고객 니즈를 파악할 수 있다. 이를 전략에 반영하거나 기업의 비전 정립, 효과적인 운영에도 기여할 수 있다.

3. VOC의 목적

① 제품이나 서비스에 대한 고객의 만족/불만족 여부를 파악할 수 있다.
② 변화하는 고객의 니즈를 파악함으로써 시장의 변화에 대한 이해를 높일 수 있다.
③ 고객의 관점에서 나오는 새로운 아이디어를 서비스 개선 및 개발에 반영할 수 있다.
④ 고객과의 소통을 원활하게 하여 장기적으로 볼 때 고객과 유대 관계 강화로 충성 고객을 육성하고 성장의 파트너를 형성할 수 있다.

4. VOC의 발달 과정

1) VOC 1.0

　전화나 인터넷 게시판을 통한 접수 및 상담이 주를 이루면서 IT 기술을 활용하여 고객의 소리를 수집하고 처리하기 시작한 시기이다.
　고객의 불만이나 의견을 수집하는 데 집중한다.
　비슷한 불만들이 반복적으로 나오는 문제를 해결하지 못한다는 한계가 있다.

2) VOC 2.0

　VOC를 통하여 더 나은 서비스를 개발하고 이익을 창출할 수 있다고 인식하면서 VOC를 소중한 자원으로 활용하려는 노력이 활발해지는 시기이다.
　다양한 채널의 VOC를 통합적으로 분석하면서 단순 불만 처리가 아닌 문제의 근본을 해결하기 위해 노력한다. 기업 내부 직원의 VOC에도 귀를 기울이기 시작한다.

3) VOC 3.0

　고객이 말하지 않은 것까지 찾아서 해결해 주려는 능동성을 보이며 VOC를 발굴하기 위해 실시간으로 고객과 소통하고 가치를 전달하는 체계를 구축한다.
　SNS 등을 통해 기업에 접수되지 않은 외부 VOC에도 집중한다.

4) VOC 4.0

　산업 간, 기업 간 네트워크 및 한층 고도화된 기술적 지원을 통해 온라인과 오프라인상에서 수집된 방대한 고객 데이터를 원천으로 삼아 고객 라이프스타일과 행동 패턴 등을 분석한다. 고객 인사이트를 얻어 산업과 시장을 예측하고, 트렌드를 선행적으로 파악하고 고객의 라이프스타일을 기반으로 새로운 신상품과 서비스 콘셉트 방향을 이끌어 낸다.

VOC 1.0	VOC 2.0	VOC 3.0	VOC 4.0
고객 불만 및 의견을 수집하는 데 집중	VOC를 분석하면서 문제의 근본을 해결하기 위해 노력	고객과 실시간으로 소통하고, SNS를 통해 기업에 접수되지 않은 VOC에도 집중	고객이 말하지 않은 것까지 찾아서 해결하려는 노력
고객 불만 접수 및 처리 (대응 중심)	문제 분석 및 정확한 문제 해결	VOC를 통해 신상품, 서비스 개발 등 활용	선제적으로 예방하는 대응력

∥ VOC 단계별 개념 ∥

원트 슬립은 '고객이 흘린 한마디를 찾아 경영정책에 반영하고 개선해 나가는 것'을 말한다. 일본 이세탄 백화점에서 현장 중심으로 CS 경영을 도입하여 성공한 사례로 알려져 있다.

고객이 흘린 한마디를 찾아 '원트 슬립(Want-slip)'이라는 메모장에 적는다. 고객이 정식으로 불만을 제기하기 전, 이를 정책에 반영하여 신속하게 개선하는 시스템을 정착시켰다. 현장 중심의 CS 경영 대표 사례로 평가된다.

∥ 원트 슬립(Want Silp) ∥

5. VOC 분류

- 대면 채널: 고객 접점 현장에서 고객이 직접 제기하는 경우
- 비대면 채널: 고객이 VOC 담당자 또는 관련 직무 담당 부서로 전화, 온라인(게시판, SNS)으로 제기하는 경우

∥ 대면 채널과 비대면 채널 ∥

1) 제안형

제품의 성능이나 고객 서비스, 절차 등에 대한 고객의 소리로 불평/불만을 제기하기 위함보다는 개선의 목적을 우선시한다.

상품 개발 및 서비스 개선에 중. 장기적으로 적용한다.

2) 불만형

제품 및 서비스 실패로 인해 발생된다. 신속한 대응으로 불만족을 만복으로 전환시키고 재발하지 않도록 구조적으로 해결하여 고객 이탈을 방지한다.

3) 만족형

제품 및 서비스 우위성을 객관적으로 평가할 수 있다. 우수 사례로 활용한다.

4) 임의적

대화, 행동 등 무의식적으로 튀어나오는 고객의 선호도, 취향 등을 말한다. 1:1 고객 서비스에서 활용된다.

6. VOC 수집 방법

1) 고객만족도 조사

설문 형태 등으로 고객의 만족도를 과학적으로 분석한다.
조사 결과 수집된 VOC를 통해 문제점을 파악하고 해결 방안을 종합적으로 검토할 수 있다.

2) 서비스 모니터링

서비스 기업에서 정한 서비스 표준대로 고객 접점에서 서비스가 이루어지고 있는지 전문가를 통해 평가하는 활동이다.
고객을 대면하는 접점 직원의 서비스 수준, 환경, 고객 프로세스, 운영 부분 등을 측정한다.

3) 미스터리 쇼핑

훈련받은 전문 요원이 고객으로 가장하여 서비스를 체험하며 조사하는 방식이다.
서비스 과정을 관찰한 후 그 경험을 객관적으로 보고하는 방법이다.

4) 고객 패널

일정 기간 동안 서비스에 대한 고객의 태도와 지각을 기업에 알려 주기 위해 모집된 지속적인 고객 집단을 말한다.

상품이나 서비스를 제공하는 회사와 계약을 맺고 지속적으로 모니터링 자료를 제공한다.

7. VOC 관리 시스템

온/온프라인으로 유입되는 모든 고객의 소리를 통합적으로 접수하고, 그 결과를 저장하여 고객의 불만, 칭찬, 성향, 만족도 등을 측정한 후 이를 서비스 품질 관리 활동으로 연결시킬 수 있는 포괄적인 경영 활동 체계이다.

1) VOC 관리 프로세스 4R

- 접수 단계: VOC가 기업에 다양한 채널로 접수된다. 전화, 홈페이지, 방문, SNS 등
- 분류 단계: 접수된 VOC를 대응하는 명칭을 통일하여 고객 접점에서 유형 분류가 가능하도록 등록하고 저장한다.

2) VOC 발생 후의 관리

- 처리 단계: 접수된 VOC를 해결할 담당 부서를 지정하고, 신속한 해결을 할 수 있도록 진행한다.
- 공유 단계: 처리 결과를 고객에게 안내하고 만족 여부를 확인한다. (고객의 요구, 발견, 마케팅 등) 원인을 분석하고 보고서를 작성한 후 프로세스 개선을 위해 관련 부서에 공유한다. 내부 프로세스 개선 요인으로 제도 및 사규의 개선과 피드백 내용을 전 직원에게 공유해야 한다.

| 접수 (receipt) | 분류 (sort) | 해결 (resolution) | 공유 (share) |

❙ VOC 프로세스 4R ❙

3) VOC 4R 프로세스의 중요성

VOC 프로세스에서 고객의 요구 사항에 대한 빠른 서비스로 서비스 품질 만족도를 높이기 위해 시스템을 체계화하는 과정이다.

다양한 채널을 통해 온, 오프라인으로 구분하여 적극적으로 고객의 소리를 수집하고, 정기적 고객 조사 또는 모니터링을 통한 서비스 반응을 접수하고 지속적으로 관리해야 한다.

- 온라인 접점 : 홈페이지, SNS 채널 등
- 오프라인 접점 : 전화(콜센터), 모니터 요원 방문, 고객 방문(패널) 등

> 소셜 네트워크상에서 실시간으로 소통되는 다양한 정보와 입소문 등을 관찰하고 관리해야 한다. 브랜드와 상품에 대한 평가 및 불만 모니터링, 상품 및 서비스에 대한 소비자들의 만족도 여부도 확인할 수 있다. 고객의 숨은 니즈 등 다양한 정보를 얻을 수 있다.

❙ SNS 분석과 정기적인 관리의 중요성 ❙

4) VOC 시스템의 한계

기존의 고객의 소리 및 사후 고객의 소리에만 집중된다.
경쟁사를 이용하는 고객의 소리나 새로운 시장의 고객의 소리를 놓친다.
빅 마우스(Big Mouth)에 대한 파악을 하지 못한다.
데이터(다양한 고객의 소리 수집)가 있는데도 제대로 파악하기 어렵다.

5) VOC 제도 운영 방법

VOC는 일회성으로 운영하는 것이 아니라 장기적으로 운영하여 체계화 시스템으로 구축되면 경영 성과 개선 및 업무 효율을 높일 수 있다.

고객의 불만을 해결하여 고객만족도를 높이고, 반복되는 불만을 줄임으로써 상품 및 서비스와 관련된 만족도를 높이고 장기적으로 고객을 병원의 충성고객으로 전환시킬 수 있다.

① VOC 도입과 운영에 대한 프로세스를 전 직원에게 설명하여 이해를 돕는다.
② 일정 기간 지속적으로 발생했던 VOC 유형에 대하여 분석하고, 대응책을 마련한다.

③ 부서별 담당자 또는 VOC 담당자가 주간, 월간 관리를 통해 누락되지 않도록 관리한다.
④ VOC 프로세스로 운영된 사례에 대해 정기적으로 전 직원에게 공유하고, 직원의 관심과 적극적인 해결이 필요하다는 인식을 심어준다.
⑤ VOC 발생 및 개선했던 통계 자료는 모든 직원이 조회할 수 있도록 공유하고, 개선 진행 중인 사항도 정기적으로 공유하여 모든 직원이 인식할 수 있도록 한다.

접수 : 주차장 이용과 주차증 안내 불편 접수
분류 : (대면 : 주차시설)
   이전한 병원의 주차장 세부 이용에 대한 안내 프로토콜을 정하지 못한 상태에서 고객이 내방하고 응대하는 과정에서 발생한 불편 사항. 신규 직원의 잘못된 주차증 안내로 인해 추가 비용 발생하여 컴플레인
해결 : 담당 실장이 고객과의 전화 연결을 요청하여 사과의 인사를 드리고, 추후 방문 시 시스템 점검과 해결에 대한 상세 안내를 진행
공유 : 고객의 소리를 들은 내용을 바탕으로 해당 부서의 팀장 및 응대 직원과의 미팅을 통해 분석하여 해결 방안과 시스템을 개선하여 전 직원에게 공유하였음
이후, 유형별 분류에 자료를 넣어두고 신규 직원 교육 자료로도 활용하고 있음

┃ VOC 프로세스 4R 사례 ┃

제 4 장

병원환경에서의 커뮤니케이션

I. 고객 커뮤니케이션

II. 직원 커뮤니케이션

III. 고객 행동 유형별 이해

제4장 병원환경에서의 커뮤니케이션

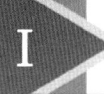 **고객 커뮤니케이션**

1. 커뮤니케이션의 이해

하버드대 조지 베일런트 교수는 하버드 입학생을 대상으로 70년 동안 '행복을 위한 조건'에 관한 연구를 하였다. 그 결과 행복의 조건은 돈도 학력도 집안도 아닌 바로 인간관계라는 연구결과가 나왔다.

이 인간관계를 이해하는 가장 기본적인 요소가 바로 커뮤니케이션이다.

환자들의 권리의식이 높아지고 최근 의료분쟁이 증가하면서 진료의 질을 높이는 것뿐 아니라 환자와의 효과적인 대화 스킬의 중요성은 더욱 부각되고 있다.

환자의 불안하고 불편한 감정을 줄여주기 위한 자세하고 쉬운 설명과 공감하는 소통은 상호 신뢰를 쌓게 할 뿐 아니라 치료 과정에 환자의 협력을 가져오게 하여 긍정적인 결과를 불러온다.

최근 인공지능 기술이 많은 분야에서 혁신적인 발전으로 의료분야에서도 많은 변화와 도움을 줄 수 있지만 그 자체로는 감성적인 연결과 신뢰를 형성하는 데 한계가 있다.

병원을 내원하는 환자는 더 많은 인간적인 관심과 이해를 원하고 있기 때문에 코디네이터는 무엇보다 환자와의 적극적 공감대 형성과 치료 과정에 대한 자세한 설명으로 상호 이해도를 높일 수 있도록 소통과 공감 능력을 갖추어야 한다.

1) 커뮤니케이션의 정의

커뮤니케이션의 어원은 라틴어의 '나누다'를 의미하는 'communicare'에서 유래되었다. 즉, 커뮤니케이션은 둘 또는 그 이상의 상대방 사이에 감정, 생각, 의견, 신념, 지식, 정보 등이 교환되고, 공동의 이해를 통해 의식, 태도, 행동 등의 변화가 이루어지는 과정이다.

이처럼 커뮤니케이션은 단순히 정보나 의견을 전달하는 것이 아니라 상대방과 함께 의미를 공유하는즉 '의사소통'이 일어나는 상호 간의 대화라고 할 수 있다.

오늘날 커뮤니케이션은 인간 상호 작용의 가장 기본 요소이며 상호 관계를 수립하고 유지하며 의도를 전달하고 이해를 증진하는 데 중요한 역할을 한다.

코디네이터의 잘못된 언어의 선택은 고객의 마음을 상하게 할 수 있지만 효과적이고 적절한 화법은 고객 감동을 통해 충성고객으로 만들거나 불만고객을 부드럽게 만들기도 한다.

커뮤니케이션은 언어(말 또는 글) 뿐 아니라 비언어(몸짓, 표정, 제스처), 시각(이미지, 동영상)로 전달이 되며, 현재에는 이메일, 카카오, 인스타, 페이스북, 블로그 등의 소셜 미디어 플랫폼과 같은 다양한 형태로 이루어지고 있다. 하지만, 효과적인 커뮤니케이션을 이루기 위해 가장 중요한 것은 메시지를 전달하는 것뿐만 아니라 수신자가 메시지를 의도한 대로 이해하는 것이 중요하다.

이를 위해서는 정확성, 적극적인 경청과 공감, 피드백, 때로는 대상에 따라 메시지를 조정할 수 있는 능력이 필요하다.

2) 커뮤니케이션의 요소

커뮤니케이션에는 언어적 커뮤니케이션과 비언어적 커뮤니케이션이라는 두 가지 요소로 구성되어 있으며 이는 서로 밀접한 관계에 있다.

대화를 할 경우 언어적 커뮤니케이션만을 이용하는 경우는 거의 없으며 언어적 메시지와 함께 비언어적인 커뮤니케이션인 목소리, 목소리의 고조, 톤, 표정 등의 사용으로 서로 영향을 준다.

커뮤니케이션에 있어 언어장애 현상은 이런 언어적 비언어적 커뮤니케이션의 충분한 이해가 없이 단지 듣는 것에만 치중하여 생기는 오해가 많다. 또한, 상호 간에 이해할 수 없는 단어(전문가나 알 수 있는 전문용어, 지나치게 어려운 용어) 사용 시 의사소통이 원활하게 이루어지지 않는다. 코디네이터가 환자와의 소통 시 사용하는 언어는 전문적 용어의 사용이 아닌 환자가 이해하기 쉬운 단어와 문장이어야 한다.

특히, 비언어적 커뮤니케이션은 환자와 대화에 있어서 중요하다. 병원을 내원하는 환자가 자신의 상황과 진료과정을 이해하기 위해서 언어적 메시지 즉 말로 하는 소통에는 어려움이 있다.

병원에서 환자가 이야기하는 것만을 파악해서는 정확한 커뮤니케이션을 하기가 어렵다. 눈에 직접 보이지 않는 환자의 비언어적인 메시지를 이해했을 때 비로소 올바른 커뮤니케이션을 할 수 있다.

엘버트 메러비안이라는 미국의 사회학자의 이론에 의하면 커뮤니케이션 과정에서 말의 내용과 단어인 언어적 요소는 7%에 불과하며 목소리, 톤, 억양, 어조의 청각적 요소가 38%이며 표정, 자

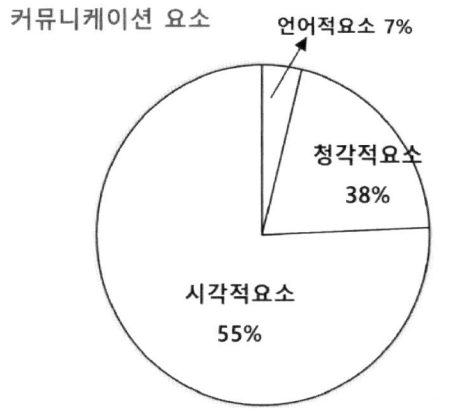

세, 태도, 용모 등의 시각적 요소가 55%를 차지한다고 주장한다.

커뮤니케이션은 어떤 말을 하는지 보다 어떤 모습으로 어떻게 전달하는지가 더 중요하다. 환자와 대화를 할 때는 말뿐 아니라 표정, 음성을 통하여 적극적 경청을 하는 것이 필요하다.

언어적 커뮤니케이션	언어적 요소 7%	말의 내용, 단어, 어휘
비언어적 커뮤니케이션	시각적 요소 55%	얼굴 표정, 자세, 동작, 용모, 복장, 태도
	청각적 요소 38%	음성 (톤, 크기), 억양, 어조

3) 커뮤니케이션의 기본 원리

(1) 고객의 심리상태의 이해

병원에서 커뮤니케이션을 잘하기 위해서는 고객을 먼저 이해해야 한다.

고객의 심리 이해	① 환영 기대 심리: 고객은 환영받고 반겨 주기를 바란다. 응대 상황에 따른 적절한 표정의 맞이 ② 독점 심리: 서비스에 대한 독점하고자 하는 심리 ③ 우월 심리: 고객은 서비스 종사자보다 우월하다는 심리 ④ 모방 심리: 다른 고객을 닮고 싶어 하는 심리, 타인의 경험을 따라 하고자 한다. ⑤ 보상 심리: 지불한 비용 대비 서비스 및 효과성 기대 ⑥ 자기 본위적 심리: 고객은 자신의 가치기준을 가짐, 본인 위주의 판단을 하려고 한다.

질환에 대한 고객의 일반적 심리 반응	① 부정: '나는 병이 없다' '내병은 별거 아니다'라는 심리 반응 ② 퇴행: 환자는 어린아이 사고화를 가진다. ③ 감정의 다변화: 불안, 분노, 우울 ④ 정보 수집을 통한 자기제어 ⑤ 수술에 대한 두려움과 병에 대한 환상과 걱정
고객에 대한 상담 태도	① 고객과 관련된 모든 정보는 철저한 비밀 보장 ② 현재법상으로 개인정보의 규제가 강화됨
고객 욕구에 대한 이해 – 매슬로우의 욕구 5단계	① 생리적 욕구: 의식주 등 기본적인 생존을 위한 욕구 ② 안전의 욕구: 외부로부터 신체적, 감정적으로 안전하고자 하는 욕구 ③ 사회적 욕구: 사회적 존재로서 애정과 소속감을 느끼는 욕구 ④ 존경의 욕구: 타인에게 존경받고자 하는 욕구 ⑤ 자아실현의 욕구: 잠재 능력을 발휘하고 자아를 실현하고자 하는 욕구 (최상의 욕구)

(2) 커뮤니케이션의 일반적 상호 과정

커뮤니케이션은 전달자와 수신자 사이에도 언어적·비 언어적 메시지를 통하여 전달받고 피드백하는 아래와 같은 상호 과정을 가지고 있다.

제1단계: 관념화	의사소통의 목적을 명확히 하기 위해 생각을 조직화하는 단계(송신자의 마음-생각, 아이디어, 사실, 의미에 초점)
제2단계: 기호화	수신자에게 전달할 내용을 기호 또는 부호로 바꾸는 단계 (말, 손짓, 그림, 암호-명확, 간결, 구체화)
제3단계: 전달	수신자에게 기호화된 내용이나 메시지를 전달하는 과정 (이용매체: 직접 대면, 전화, SNS, 메모, 행동, 암호)
제4단계: 수신	송신자가 수신자에게 보낸 메시지를 받는 단계 (정확성이 요구됨)
제5단계: 해독(해석)	송신자가 보낸 기호나 부호를 수신자가 해독하는 단계 (송신자와 수신자 사이의 경험, 지식에 따라 해독의 차이 발생)
제6단계: 이해	수신자가 전달받은 메시지를 오류나 과오 없이 정확하게 수신 내용을 이해하는 단계
제7단계: 송신자의 의도대로 수신자가 행동하는 단계	• 과업 수행의 행동 • 정보 수집의 행동이나 감정 또는 의사전달의 행동 • 메시지를 이해하지 못한 행동

4) 코디네이터의 효과적인 커뮤니케이션 스킬

(1) 바른 대화 자세와 고객을 이해하는 태도를 갖는다

- 고객을 향해 정면을 바라보며, 시선은 상대방의 눈과 얼굴에 둔다.
- 컴퓨터를 보거나 차트를 보면서 얘기하지 않는다.
- 팔짱을 끼거나 다리를 포개지 않는다. 불필요한 동작은 하지 않는다.
- 고객에 대한 올바른 호칭과 설명 시 전문 용어는 가급적 하지 않고 이해하기 쉬운 용어를 사용한다.
- 너무 큰소리나 너무 작은 소리로 얘기하지 않고 고객의 음성에 따라 조절을 한다.
- 대화 중간중간에 중요한 정보는 재확인하며, 환자의 상태를 파악하며 대화를 이어가도록 한

다. 환자의 이야기가 불명확한 경우 재질문하여 확인한다.
- 고객이 보이는 비언어적 메시지를 파악하여 적절한 대화를 이어가도록 한다.
- 한 번에 너무 많은 대화를 하지 않고 중간에 고객의 반응을 파악한다.

(2) 다양한 화법으로 고객에게 편안함과 신뢰감을 주도록 한다

① 대화를 부드럽게 풀어주는 화법

1.2.3 화법	- 나의 말보다 상대방이 더 많이 말하도록 하며 올바른 자세로 경청하고 공감 표현을 하며 서로의 대화에 집중하고 있다는 태도를 보이는 대화 스킬 - 1번 말하고, 2번 듣고 3번 이상 맞장구를 치는 화법 - 1분간 말하고 2분 이상 상대방의 이야기를 듣고 3번 이상 맞장구를 치는 화법
레이어드 화법	- 명령문을 권유형과 청유형 의문형으로 바꿔 부드럽게 전달하는 화법 예시) 앉으세요. → 앉으시겠어요? 또는 앉으시겠습니까? 기다리세요. → 기다려 주시겠습니까? 이쪽이요. → 이쪽으로 오시겠습니까? 여기 앉으세요 → 여기 앉으시겠습니까?
쿠션 화법	- 딱딱하고 단호한 말을 부드럽게 전달하는 대화법으로 상대방에게 배려와 존중을 전달하는 화법 "죄송하지만," "번거로우시지만," "실례합니다만," "불편하시겠지만, 괜찮으시면.." 예시) "죄송합니다만 조금만 기다려 주시겠습니까?" "번거로우시겠지만 지하주차장이 만차일 경우 외부 주차장을 이용해 주시겠습니까?" "괜찮으시면 개인정보 동의서에 한 번 더 서명 부탁드립니다."
BMW 화법	상대방의 대화에 맞는 언어적 비언어적 메시지를 함께 표현하는 맞장구 화법 - Body : 맞장구의 표현으로 눈, 표정, 자세로 적극적 경청을 표현 - Mood : 감정을 따라 하는 것으로 목소리의 크기나 고저 등의 크기, 고저, 억양, 빠르기로 표현 - Word : 상대의 말을 복창하면서 내용을 주고받는 화법

② 대화를 호감 있고 부드럽게 하는 화법

부정보다는 긍정형으로	- 글쎄요. 그건 잘 모르겠는데요 → 제가 가능한지 확인해 보겠습니다 - 그건 안되는데요. → ~하면 가능할 거 같습니다. - 그건 어려운데요 → 어려울 거 같지만 한 번 더 확인해보겠습니다.
개방화법으로	- 상대방의 대화 참여를 확대하기 위해 요령 있게 질문하는 화법 - '네 또는 아니오'로만 대답하는 폐쇄적 질문이 아닌 개방형 질문을 한다 - 많이 아프세요? 　→ 어떨 때(어떤 경우에) 많이 아프세요? 　→ 어디가 많이 아프세요?
사전 설명으로	- 행동이 일어나기 전에 설명함으로써 고객이 당황하지 않도록 하는 고객 배려 화법 예시) 　"피부에 진정 효과가 있는 아로마 오일입니다." 　"얼음팩이라 조금 차갑습니다." 　"독소 제거용이라 조금 따끔거릴 수 있습니다." 　"혹시 많이 불편하시면 말씀하시거나 왼손 들어 표시해 주세요." 　"주사 들어갈 때 조금 따끔하실 수 있습니다.' 　"체어 눕혀드리겠습니다.' 긴장하지 마세요."
공감형으로	- 대화 시 상대의 이야기를 감정적으로 공감하면서 표현하는 화법 예시) 　"힘드셨죠., 저도 같은 시술 받았는데 정말 긴장되더라고요." 　"저도 많이 아파하셔서 걱정했는데 시술이 잘 끝나서 다행입니다." 　"걱정되시죠. 시술 후의 모습에 대해 마음의 준비를 하고 와도 시술 당일은 긴장될 수 있습니다. 몇 일만 지나면 훨씬 좋아질테니 너무 걱정하지 마세요."

(3) 바디랭귀지를 통한 효과적인 의사소통 방법

사람들은 특별한 학습 없이도 다른 사람의 바디랭귀지를 이해하는 능력을 갖추고 있다. 코디네이터 역시 병원에 오는 환자를 주의 깊게 관찰하면 말뿐 아니라 행동과 표정 등의 비언어적인 요소인 바디랭귀지를 통하여 고객의 상황을 조금 더 이해할 수 있게 된다.

또한, 코디네이터의 밝은 미소는 상대에 대한 호감을 표시하는 가장 효과적인 수단이 된다. 미소는 병원에 걱정과 불안감을 지닌 채 방문하는 고객에게 긍정적인 반응을 가지게 함으로써 병원에 대한 편안함과 신뢰감을 가지게 하는 중요한 의사소통이 된다.

(4) 올바른 대화기술 Tip 5가지

- 표정: EYE CONTACT 고객의 눈을 부드럽게 응시한다.
- 자세: 데스크에 앉아있거나 대화 중 팔짱을 끼거나 다리를 꼬지 않는다.
- 말투: 정확한 발음으로 표준어와 존경어를 사용한다.
- 질문: 고객이 대화에 참여하도록 적절한 질문을 한다.
- 경청: 고객의 얘기를 주의 깊게 듣고 적절한 반응과 호응을 한다.

5) 커뮤니케이션 주의사항

좋은 커뮤니케이션은 개인의 일상생활에 활력을 불어넣을 뿐만 아니라 상호 간의 이해를 통해 효과적인 결과를 만들어준다.

병원에서 효과적인 커뮤니케이션을 하기 위한 주의사항에는 다음과 같은 것들이 있다.

(1) 환자의 말을 이해할 수 있어야 한다

코디네이터는 준비된 상담을 위한 스스로의 노력이 필요하며 여기에는 해당 병원의 지식과 의료정보 그리고 고객에 대한 이해가 기본으로 갖추어야 한다.

(2) 환자의 말을 이해하거나 공감하고 있다는 표현을 하여야 한다

코디네이터는 환자의 얘기에 충분히 반응하여 환자가 하는 말을 이해하고 동의한다는 인상을 느낌을 전달해야 한다. 아무런 반응이 없는 것은 환자로 하여금 이해하지 않았거나 주의 깊게 듣고 있지 않다는 인상을 줄 수 있다.

환자의 말에 깊이 관심을 갖고 있다는 것을 확인시켜 주는 쿠션어(공감)을 사용함으로써 보다 신뢰감 있는 커뮤니케이션을 할 수 있다. 이를 위해서는 환자의 말에 주의 깊게 듣는 것이 필요하다.

(3) 오랜 시간 진료를 받고 있는 환자의 경우 기존에 나눈 정보가 공유가 되어 있어야 한다

내원 이력이 있는 환자의 경우 반드시 코디네이터는 확인을 한 후 환자를 응대해야 한다. 진료 내용과 고객 정보 사항 그리고 상담 기록을 확인한 후 고객을 응대하는 것이 중요하다. 환자는 본인을 기억하고 있을 때 더욱 편안하게 진료를 받을 수 있다.

(4) 환자가 편안하게 대화를 나눌 수 있도록 환경을 조성하고 고객을 칭찬할 수 있어야 한다

고객은 병원이란 환경이 낯설고 불편하기 때문에 코디네이터는 환자와 대화 시 주변 상황을 고려하여 편안한 곳에서 대화를 하며 환자가 진료과정에 적극적으로 참여하여 진료가 잘 진행되고 있다는 것에 대해 칭찬을 하여 편안하게 진료를 받을 수 있도록 해야 한다.

(5) 가벼운 대화를 위한 스몰토크를 할 수 있어야 한다

고객의 정보나 진료과정 또는 다른 고객의 경험을 사례로 하여 환자가 편안하게 진료를 받을 수 있도록 분위기 조성을 위해 가벼운 대화를 나눌 수 있는 센스가 필요하다.

(6) 환자와의 대화에서 "예", "아니오"의 폐쇄적인 질문보다 개방적인 질문을 하여 보다 충분한 감정을 표현하도록 하는 것이 좋다

'말 한마디로 천 냥 빚을 갚는다'라는 속담에도 있듯이 코디네이터의 말 한마디가 환자의 마음을 편안하게 하고 마음을 사로잡는 경우가 있다.

설명을 열심히 해도 환자가 이해하지 못하는 경우가 있고 명령조 또는 무시하는 말투로 인해 병원을 등지는 환자를 우리는 종종 볼 수 있다. 환자에 대한 만족도는 치료뿐 아니라 응대하는 직원의 설명으로 인해 영향을 받기 때문이다.

코디네이터가 고객 응대 시 호감을 주는 대화에는 다음과 같은 방법이 있다.

질환 설명 시	• 환자를 도와주는 자세로 미소를 띠고 대화를 한다. • 전문용어는 피하고 고객이 이해하기 쉬운 말로 설명한다. • 사진, 그림, 모형 등을 통해 자세하게 설명한다. • 마지막에 궁금한 것이 있는지 확인한다.
검사 설명 시	• 사전 설명으로 환자를 안심하게 한다. • 검사에 대한 설명과 과정 및 시간을 알려준다. • 검사 전후에 따른 주의사항을 설명한다. • 비용에 대한 정확한 설명을 한다. • 검사에 대한 자세한 설명을 한다. • 향후 진행될 치료 과정에 대해 자세히 설명해 준다.
접수 시	• 초진일 경우 환영의 태도로 친절하고 맞이한다. • 재진일 경우 알아봐 주며 치료에 대해 기억하도록 한다. • 대기시간에 대한 설명을 한다.

2. 전화응대 커뮤니케이션

고객의 서비스 수준이 높아지고 의료기관 간의 경쟁이 치열해지자 전화 한 통으로 병원의 이미지가 결정되기도 하면서 전화응대의 중요성이 점점 커지고 있다.

특히, 스마트폰 시대에 전화의 중요성은 더욱 커지고 있으며 단순히 내원 고객뿐만 아니라 잠재 고객에게도 병원의 이미지를 전달한다.

전화는 고객이 병원과 만나는 최초의 접점이고, 비대면 서비스의 가장 중요한 응대이기 때문에 고객의 요구를 정확히 파악하여 친절하고 정확한 안내를 하는 것이 중요하다.

첫 번째 접점인 전화 통화에서 좋은 인상을 주어야 고객의 만족도를 높일 수가 있다.

따라서, 전화응대를 하는 직원은 본인뿐 아니라 병원의 이미지를 대표한다는 마음으로 전화 응대능력을 갖추도록 해야 한다.

병원에서의 전화응대는 코디네이터의 업무 중 기본이며 가장 많이 하는 의사소통의 수단이다. 그러나 전화는 음성만으로 전달되기 때문에 친절하고 예의 바르게 응대해야 한다.

보이지 않는 고객과의 만남으로 얼굴 표정이나 몸짓과 같은 비언어적인 신호를 파악하기 어려워 더욱 조심하고 준비된 응대가 필요하다.

다음은 전화로 인해 불편함이 발생한 경우이다.

① 전화벨이 여러 번 울리고 한참 후에 전화를 받을 때는 계속된 자동응답으로 여기저기 번호를 안내하는 경우
② 전화를 여기저기 돌리거나 똑같은 말을 반복하게 하는 경우
③ 응대하는 직원의 목소리가 너무 작거나 크게 말하는 경우
④ 응대하는 직원의 목소리가 너무 빨라 알아듣기 어려운 경우
⑤ 고객이 원하는 답변을 정확히 하지 않을 경우
⑥ 고객과의 통화 중 중간 개입으로 말을 자르거나 화급하게 대답을 하는 경우
⑦ 고객이 잘 알아듣지 못하는 경우 퉁명스럽거나 짜증섞인 목소리로 대답을 하는 경우

위의 경우처럼 고객은 다양한 상황에서 불편함을 경험할 수 있기 때문에 친절하고 전문성 있는 응대를 위해 노력해야 한다.

효과적인 전화응대를 위한 기본적인 구성은 다음과 같다.

음성의 높낮이	음성이 너무 낮으면 무심하고 단조롭게 들릴 수 있으며, 듣는 사람이 지루해 하고 집중이 안 될 수 있기 때문에 밝고 부드러운 목소리로 말한다.
음성의 크기	음성이 너무 크거나 작으면 고객의 기분이 상하게 되고 통화가 제대로 이루어지기 어렵다.
속도	빨리 말하는 경우 알아듣기 어렵고 천천히 얘기하면 지루하게 들릴 수 있으므로 적당한 속도를 유지한다.
경청	고객의 얘기를 충분히 듣고 대답을 하도록 하며 중간 개입, 화급한 응대, 걸러 듣기를 하지 않는다.
정확한 발음과 올바른 어법	천천히 정확한 발음을 하며 존경어, 존칭어의 사용을 올바르게 한다.

위의 내용과 같이 코디네이터는 전화응대기법을 배움으로써 고객에게 친절하고 정확한 의사소통을 함으로써 고객만족을 높이도록 해야 한다.

1) 전화응대 3가지 원칙

친절	• 따뜻하고 밝은 인사말과 부드러운 음성으로 고객의 말에 공감을 하면서 경청한다. • 첫인사말은 병원의 이미지를 전달한다. • 호칭에 주의하며 표준어를 사용한다. • 사무적인 음성 또는 화급한 응대나 중간 개입이 없도록 주의한다.
정확	• 병원정보, 의료지식 등 고객 문의에 정확하게 안내한다. • 고객의 문의에 대해 이해할 수 있도록 천천히 정확하게 말한다. • 메모하는 습관을 가지며 중요한 것은 반복하여 확인한다.
신속	• 벨이 3번 울리기 전에 받는다. (늦게 받았을 경우 양해를 구한다) • 고객 질문에 신속하고 정확한 답변을 한다. • 습관어·반복어 사용을 주의하며 고객이 알기 쉽게 설명한다.

2) 전화응대의 특징

① 얼굴 없는 만남으로 공감대와 친밀감 형성에 어려움이 있다.
② 음성으로 모든 것이 전달되므로 고객의 표정을 알 수 없어 오해가 생기기 쉽다.
③ 예고 없이 찾아오는 방문객으로 정보 파악과 전달에 한계가 있다.
④ 고객 접점의 최일선으로 병원 이미지에 중요한 역할을 한다.

3) 전화응대 절차

전화벨이 3번 이상 울리기 전에 받는다	전화벨이 3번 이상 울릴 경우 '늦게 받아 죄송합니다' '기다려 주셔서 감사합니다' 라는 양해 말을 전한다.
인사말과 소속 이름을 말한다 - 용건을 묻는다	안녕하십니까? 정성을 다하는 OOO병원 OOO입니다. 무엇을 도와드릴까요?
상대방을 확인한 후 질문에 대한 답변을 한다(잘 모르는 경우)	복창하여 재확인 후 고객의 니즈에 맞는 친절하고 정확한 안내를 한다. - 양해를 구한 후 담당자 연결 또는 재연락을 드린다고 안내한다.
끝맺음	추가 질문은 없는지 확인 후 인사한다.
수화기 내려놓음	고객이 끊은 뒤 수화기를 조용히 내려놓는다.

4) 상황에 따른 전화응대

(1) 일반적 문의

병원 위치를 물어볼 때	- 병원 위치를 정확히 안다. - 자가운전일 경우 큰 건물, 거리 등을 기준으로 안내한다. - 약도는 고객이 찾아오기 쉬운 방법으로 정리한다. (도보 시, 버스, 지하철, 택시) - 주차장 위치를 안내한다. - 인터넷 사용 여부 확인 후 홈페이지 활용을 유도한다. - 못 찾을 경우를 대비한 안내를 한다.
전화를 다른 부서로 연결 시	- 처음 전화를 받은 직원이 자신이 들은 내용을 요약한 후 전하며, 환자가 여러 번 반복해서 얘기하는 불편함이 없도록 한다. '담당 부서로 연결해 드리겠습니다.' '혹시라도 중간에 전화가 끊기면 000-0000번으로 연락 주시기 바랍니다' 'OOO 팀장님 말씀이십니까? 잠시만 기다려주십시오. 제가 바로 연결해 드리겠습니다.' '자세한 상담을 위해 0000으로 연결해 드리겠습니다. 잠시만 기다려주시겠습니까?
부재 시	- OOO 팀장님은 현재 부재중입니다. - 괜찮으시다면 제가 용건을 전해드리겠습니다. - 혹시 연락처를 알고 계십니까?
대기 시	- 잠시만 기다려 주시겠습니까? 　(대기 후) 기다려 주셔서 감사합니다.
고객의 요청에 도움을 줄 수 없는 경우	- 도움드리지 못해 죄송합니다. - 다른 방법이 있는지 알아봐 드리겠습니다. - 다른 담당자에게 확인하고 말씀드리겠습니다.
통화음이 좋지 않을 경우	- 소리가 작을 경우에는 상황 설명 후 양해를 구한다. - 통화가 불가능할 경우 정중하게 사과하고 이유를 설명한다.

5) 병원 콜센타의 응대

요즘은 전화응대만 별도로 하는 담당 부서나 직원이 있는 병원이 점점 늘어가고 있다.
전화로 예약, 질환, 진료시간, 위치, 비용 등 기본적인 정보와 시술에 관련한 궁금한 것을 확인할 수 있게 되었다. 따라서, 전화응대를 하는 직원은 병원 매뉴얼과 시스템을 숙지하고 고객에게 정확한 정보를 전달할 수 있어야 한다.

병원 콜센터는 환자 경험을 향상시키고 의료 서비스를 최적화하며 의료 시스템 내에서 효과적인 소통을 위해 중요한 역할을 할 뿐 아니라 마케팅 측면에서 환자 중심의 서비스 제공과 효과적인 소통을 통해 의료 기관의 이미지를 향상시키고, 환자 유치 및 로열티 구축에 기여하고 있다.

현재 많은 병원에서 콜센터를 운영하고 있지만 제대로 된 시스템과 교육 없이 고객과의 응대로 오히려 병원의 이미지를 나쁘게 하는 경우도 있다. 이에 내부 또는 외부 전화 모니터링을 통해 통화품질을 향상하기 위한 노력을 하고 있다.

(1) 콜센타 운영에 따른 병원의 특징

환자 의료 서비스 접근성 향상	콜센터는 환자가 진료 예약, 의료 상담 및 정보 접근을 위한 중간 연결고리로의 역할로 의료 서비스 접근성을 향상시켜준다.
환자 예약과 질환 및 병원 정보 제공	콜센터는 효과적으로 예약을 조정하고 병원과 의료진의 전문성에 대한 정보를 제공하여 환자의 요구에 신속하게 대응할 수 있다.
응급 상황 대응	콜센터는 응급 상황으로 신속한 도움을 필요로 할 때 즉각적인 응대가 가능하고 환자에게 적절한 지침을 제공하여 응급 상황에 대처할 수 있다.
일반적인 문의 응대 및 정보 제공	콜센터를 통해 환자들의 문의에 신속하게 응답하고 필요한 정보를 제공함으로써, 환자들의 궁금증을 해소하고 신뢰를 구축한다.

이처럼 잘 갖추어진 콜센터의 운영은 환자 경험의 향상, 효율적인 의료 서비스 제공, 비용 효율성을 가져다줄 뿐 아니라 고객에게 의료 서비스에 대한 이해도를 높이고, 환자들이 의료 기관을 선택할 때 긍정적인 영향을 줄 수 있다.

이를 위해서는 병원 콜센터 직원의 전화응대 태도, 의사소통 능력을 함양하여 통화품질을 향상시키는 것이 중요하다.

(2) 병원 콜센타의 통화품질을 위한 기준

인사말 (처음과 마무리)	밝은 목소리로 인사말+소속+성함을 말한다.
말투와 어조	말의 전체적인 속도와 톤이 안정적이며 자신감이 있다.
경청과 공감	고객의 문의사항에 집중하여 듣고 공감과 함께 화급한 응대나 중간 개입으로 말 자르기를 하지 않는다.
고객의 의도(니즈) 파악	고객의 질문을 충분히 듣고 핵심을 파악 한다.
적합한 답변과 응대	고객 질문에 대한 적합한 설명과 전문적이지만 부드럽고 이해하기 쉽게 응대한다.
대안 제시	고객이 쉽게 결정을 하지 못할 경우 적절한 대안 제시를 통해 고객의 의사결정을 돕는다.
마무리	재확인을 한 후 추가질문이 있는지 확인 후 마무리 인사를 하면서 통화를 종료한다.

Ⅱ 직원 커뮤니케이션

　병원에서의 직원 간 커뮤니케이션을 효과적으로 하기 위해서 기본 매너를 지키는 것에서부터 시작된다. 업무 효율성과 올바른 조직문화 형성을 위해 모두가 지켜야 하는 기본적인 매너는 조직 내 긍정적인 분위기를 활성화시키고, 직원 간 커뮤니케이션을 원활하게 하여 의료서비스의 효율성을 높일 수 있다.

1. 인사 매너

　직장 생활에서 긍정적인 관계를 형성하기 위해서는 기본 매너를 지키는 것에서부터 시작 된다. 미국 컬럼비아 대학교 MBA 과정 성공한 CEO 대상으로 조사한 결과, 직장에서 능력과 예의 중 97%가 예의가 중요하다고 답했다.

　사람과의 관계에서 시작을 알리는 인사는 상대방과 눈을 마주치며 존중과 관심의 표현을 나타낼 수 있고, 신뢰와 친밀감을 형성해 주는 매개체이다.

　직원 간 인사 예절로 긍정적 관계를 형성하여 원활한 커뮤니케이션이 될 수 있는 방법은 다음과 같다.

1) 인사는 내가 먼저

　인사는 누구에게나 하고, 먼저 보는 사람이 한다. 시선이 마주치는 순간 직급에 관계없이 먼저 인사한다. 인사를 받게 되면 반드시 답례 인사를 한다.

2) 입맞춤보다 강한 눈맞춤

　인사를 할 때는 언어와 비언어적 요소를 함께 할 때 상대를 존중하는 인사법이 될 수 있다. '안녕하세요' 입으로는 인사를 하고 눈을 마주치지 않는 행위는 존중받지 못한 다는 인식을 줄 수 있다. 인사말과 함께 시선을 상대에게 향하여 적극적인 인사법을 활용한다.

3) 한결같은 수준 유지하기

감정이나 기분에 따라 동료, 상사에게 인사하지 않고 매번 같은 컨디션을 유지하려고 노력하고 한결같은 수준으로 인사하여 기본 매너를 지킨다.

(1) 존중과 배려

모든 직원은 서로를 존중하고 예의 바르게 대해야 한다. 같은 부서가 아닌 경우에도 상대방의 의견을 듣고 이해하려는 자세가 필요하다. 특히 병원에서는 진료, 원무, 행정, 총무 등 많은 부서와의 협업을 통해서 업무가 이루어지기 때문에 상호 간의 일을 존중하는 마음이 기본적으로 필요하다.

(2) 정확하고 명확한 의사소통

정보를 전달할 때는 서로 약속한 명확하고 정확한 표준어를 사용해야 한다. 특히, 고객 정보 및 차트 작성 시 모호한 말과 표현보다 정확한 표현을 통해 상호 소통하는 것이 중요하다.

(3) 환자와의 소통

친절하고 안정적인 음성과 톤으로 대화하여 불안감을 가지고 있는 고객이 편안하게 진료받을 수 있도록 한다. 명확하고 정확한 정보만 전달하여 오해가 발생하지 않도록 주의한다.

(4) 비밀 유지

환자의 개인 정보를 직원 간 큰소리로 이야기하지 않으며 다른 환자가 듣지 않도록 하며 특히 외부로 유출하지 않도록 주의한다.

(5) 팀워크 강조

의료진은 팀으로 일하는 경우가 많기 때문에 상호 간에 정보를 공유하고 협력하는 것이 중요하며 비록 실수가 있더라도 긍정적인 피드백을 하되 상대방을 비난하거나 비판하지 않도록 한다.

(6) 긴급 상황에서의 효과적인 소통

진료 또는 환자 관련 긴급한 상황에서는 미루지 않고 상호 간에 명확하고 즉각적인 의사소통을 한다.

위의 규정은 병원 내 원활한 업무와 고객에 대한 의료서비스 품질을 높이기 위해 중요한 소통의 원칙이다. 우리는 효과적인 의사소통을 위해 대면과 비대면의 소통을 하고 있다.

대면 소통은 눈 맞춤이 가능하며, 상대방의 표정, 목소리, 제스처 등을 직접 볼 수 있어 질문과 답을 하면서 즉각적인 피드백이 가능하다. 하지만 병원에서는 환자의 진료 동선에 따라 담당 부서와 직원이 다르기 때문에 실시간 소통에 있어 점차 비대면의 중요성이 커지고 있다. 요즘 많은 병원에서 무전기를 사용하는 이유이기도 하다.

2. 호칭 매너

직장 내 호칭 예절 대화 시작은 호칭을 부르는 것으로 시작된다. 병의원에서 근무를 하게 되면 이름 뒤에 다양한 호칭을 붙인다. 대리, 주임 등의 직위도 있고, 팀장, 실장 같은 직책도 있다.

사회 초년생 또는 신입 사원이 입사했을 때 놓치지 않아야 할 다양한 호칭 매너는 다음과 같다.

1) 상급자에 대한 올바른 호칭

- 상사의 성과 직위 다음에 '님'의 존칭을 붙인다.
  성함+직급+님 - 홍원장님, 홍부장님
  성+직급+님 - 홍길동 원장님

- 성명을 모르면 직위에만 '님'의 존칭을 붙인다.
  직위+님 - 부장님, 과장님

- 상사에게 자기를 지칭할 경우는 자신의 성과 직위 또는 직무명을 사용한다.
  '저는 김과장입니다.' '인사과장입니다.'

2) 하급자 또는 동급자에 대한 올바른 호칭

- 하급자나 동급자에게는 성과 직위 또는 직무명으로 호칭한다.
  성함 + 직급+ 님 : 홍길동 부장, 홍부장, 홍길동부장님
- 초면이나 선임자, 연장자일 경우 '님'을 붙이는 것이 상례이다.
- 차상급자에게 상급자 호칭- 팀장이 원장님께 부장의 지시를 보고할 때
  "김부장님이 지시한 일이 있습니다."
  "원장님, 실장님께서는 잠깐 외출했습니다." (X)
  "원장님, 실장님이 잠깐 외출했습니다." (O)

3) 틀리기 쉬운 호칭

- 상사에 대한 존칭은 호칭에만 쓴다. ('원장님실' → '원장실')
- 문서에는 상사의 존칭을 생략한다. ('원장님 지시' → '원장 지시')
- 본인이 임석 하에 지시를 전달할 때는 님을 붙인다. ('원장님 지시 사항을 전달하겠습니다.')

4) 병원에서 직원 사이의 일반적 호칭

- 동료 간(홍길동님. 홍길동씨. 홍길동+직급)
- 직함 없는 선배 및 연장자인 동료 또는 직원 간(홍길동님, 홍길동 선배님 또는 길동 선배님)

III. 고객 행동 유형별 이해

1. 고객 행동 유형별 이해 (DISC)

DISC는 개인의 행동 양식을 이해하고 설명하기 위한 심리학적인 모델이다.

일반적으로 사람들은 태어나서 성장하여 현재에 이르기까지 자기 나름대로의 독특한 동기요인에 의해 선택적으로 일정한 방식으로 행동을 취하게 된다.

DISC는 1928년에 미국 콜롬비아 대학 심리학 교수 윌리엄 몰턴 마스턴(William Moulton Marston) 박사의 연구 결과를 토대로 인간이 환경을 어떻게 인식하고 그 환경 속에서 자기의 힘을 어떻게 인식하느냐에 따라 미국의 교육기관 칼슨 러닝사와 존 가이어 박사가 공동으로 만든 검사로 사람의 성격을 주도형(Dominance), 사교형(Influence), 안정형(Steadiness), 신중형(Conscientiousness)으로 분류하였다.

이를 행동 패턴(Behavior Pattern) 또는 행동 스타일(Behavior Style)(일명; 성격)이라고 한다.

DISC 검사는 우리나라에 1992년에 도입되어 나와 타인의 성격과 환경의 상호작용을 이해할 수 있고, 원활한 커뮤니케이션을 위한 도구로 활용이 되고 있다.

1) DISC의 목적

① 자신의 행동 유형과 강점을 발견하고 이를 활용
② 타인의 행동을 이해하고 효과적으로 다른 사람과 효과적으로 상호작용
③ 자신에게 맞는 갈등관리, 대인관계 유지 방법, 학습방법을 발견
④ 나를 알면 업무의 능률성 제고, 자기개발, 자기혁신
⑤ 남을 알면 대인관계의 개선, 조직 내 갈등 해소

2) DISC 유형별 특성

주도형(Dominance)	사교형(Influence)
1. 의견 제시: 자신감, 확신을 가진 의견 주장	1. 의견 제시: 풍부한 감정 표현, 재미있는 말솜씨
2. 멀티플레이어: 도전적, 목표 지향적, 경쟁적	2. 분위기 메이커: 사교적, 긍정적, 낙천적, 몽상가
3. 과정의 내용보다 결과를 우선시 봄	3. 갑작스러운 동기유발에 꽂혀 즉흥적인 행동
4. 리더적 성향이 강하고 수동적인 것을 싫어함	4. 다른 사람에게 영향력을 미치는 것을 좋아함
신중형(Conscientiousness)	**안정형(Steadiness)**
1. 의견 제시: 경청하면서 꼼꼼하게 팩트 체크	1. 의견 제시: 경청과 공감으로 상대방 의견 존중
2. 인간 계산기: 데이터, 자료, 통계 등 분석 잘함	2. 평화주의자: 갈등 싫어하고 거절보단 협력함
3. 자신의 생활양식과 계획성을 중요시함	3. 말실수를 하지 않기 위해 표현보다는 참는 편
4. 명확한 근거 출처 기반 업무처리로 실수가 적음	4. 변화보다는 익숙한 방식으로 결정을 선호함

(1) 주도형(Dominance)

- 특징: 자신의 목표를 중시하며, 문제를 빠르게 해결하려는 경향
- 강점: 대담하고 결단력 있으며, 결과 중심적인 리더십 스타일
- 약점: 다른 사람들의 의견을 무시하거나 과도한 통제

(2) 사교형(Influence)

- 특징: 사교적이고 긍정적인 에너지를 가지며, 다른 사람들과 협력하는 것을 좋아함
- 강점: 타인을 동기화하고 활기를 불어넣는 능력이 있으며, 대화와 커뮤니케이션이 능숙
- 약점: 책임 회피가 있을 수 있고, 너무 낙천적일 때 실제 문제를 간과하는 경향

(3) 안정형(Steadiness)

- 특징: 안정적이고 조화를 중시하며, 일관된 환경을 선호
- 강점: 팀의 조화를 유지하고 지지하는 역할을 하며, 충돌을 피하면서 문제를 해결
- 약점: 결정을 미루거나 변화에 적응하는 데 어려움을 겪을 수 있음

(4) 신중형(Conscientiousness)

- 특징: 세부 사항을 중시하며, 정확성과 효율성을 추구
- 강점: 조직과 계획에 능숙하며, 과제를 신중하게 처리
- 약점: 완벽주의에 빠질 우려가 있고, 융통성 부족으로 인해 타인과의 갈등 발생

이러한 DISC 유형은 각자 고유한 특징을 가지며, 팀 내에서 조화롭게 협력하려면 서로의 강점을 살리고 약점을 보완하는 것이 중요하다.

3) DISC를 활용한 조직 관리

(1) 의사소통 개선

DISC 모델은 각 개인의 성격 유형을 이해하고 설명하는 데 도움을 주므로, 팀 간의 의사소통을 개선할 수 있다. 각 유형의 의사소통 스타일을 이해하면, 효과적인 대화 및 정보 교환을 촉진할 수 있다.

(2) 직원 간의 상호 작용 및 협력을 증진

서로 다른 DISC 유형을 가진 개인들이 효과적으로 협력하면서 각자의 강점을 살리고 약점을 보완하여 팀의 성과를 향상시킬 수 있다.

(3) 리더십 개발

DISC 모델은 리더가 팀 멤버들을 이해하고 지도하는 데 도움을 준다. 리더는 팀 멤버들의 다양한 성격과 작업 스타일을 고려하여 효과적인 지침과 지원을 제공할 수 있다.

(4) 갈등 관리

각자 다른 성격을 가진 개인들 간의 갈등을 예방하고 관리하는 데 도움이 되고, 각 유형의 특징을 이해하면 갈등의 원인을 파악하고 상호 양해를 도모할 수 있다.

(5) 개인 발전

개개인은 자신의 DISC 성격 유형을 이해함으로써 개인 발전에 기여할 수 있고, 강점을 더욱 강화하고 약점을 극복하는 데 도움이 된다.

(6) 효과적인 팀 관리

팀 리더는 팀 구성원들의 DISC 유형을 고려하여 업무를 할당하고 팀의 동적을 최적화할 수 있고, 이는 팀 성과를 향상시키고 팀원들의 만족도를 높일 수 있다.

이러한 장점들은 DISC 모델이 조직 내에서 개인과 팀 간의 관계를 향상시키는 데 유용하게 활용될 수 있음을 보여준다.

2. 고객 행동 유형별 이해 (MBTI)

MBTI는 1900년에서 1975년에 연구된 성격유형 이론으로 캐서린 쿡 브릭스와 그의 딸 이사벨 브릭스 마이어스가 칼융carl jung이 개발하였다.

인간은 다양성으로 인해 복잡해 보이지만 사실은 아주 질서정연하면서 자신만의 행동 패턴이 있으며 교육이나 환경으로부터 영향을 받기 이전에 이미 인간에게 잠재되어 있는 선천적인 심리 성향과 성장 그리고 사회화를 통하여 발전된 4가지의 선호 지표로 구분되어 있다.

에너지 방향과 주의 초점, 인식 기능(정보 수집 기능), 판단 기능(판단, 결정) 이행 양식(행동 양식) 등의 4가지 선호 방향이 하나 또는 여러 개가 합쳐져 인간행동에 어떠한 영향을 미치는가를 파악하여 실생활에 응용할 수 있도록 하는 심리검사이다.

1988년에 우리나라에 소개되고 현재는 한국 MBTI 연구소에서 한국 표준화의 법적 제약을 가지고 있으며 현재 많은 사람들이 MBTI로 인한 행동 유형을 파악을 위한 도구로 활용하고 있다.

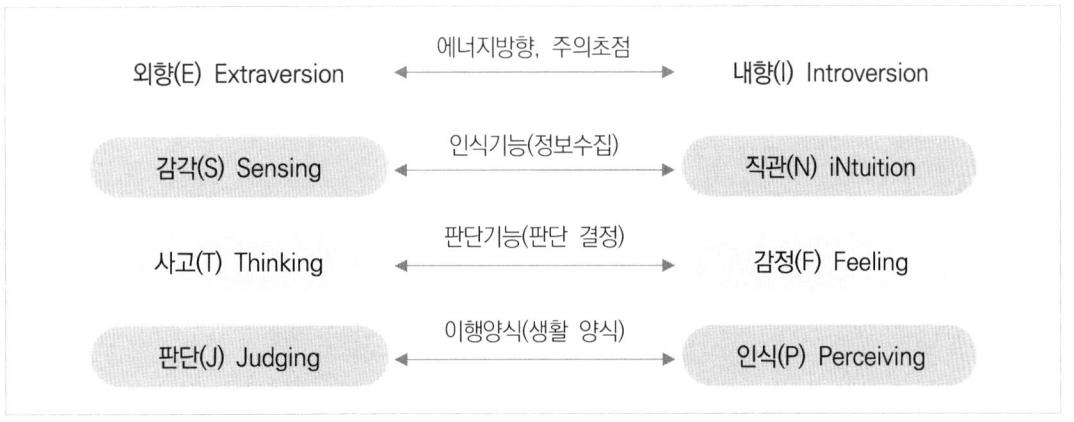

┃ MBTI 4가지 선호경향 ┃ (주)한국MBTI연구소 참고

1) MBTI 16가지 유형과 각 유형별 특징

ISTJ	- 외향적 사고를 지닌 내향적 감각 • 계획하고 통제하려는 경향이 강하다. • 보수적, 규칙 준수를 중요하게 생각한다. • 성실하며 책임감이 강하다. • 시간 약속을 잘 지키며 일관성이 있다.
ISTP	- 외향적 감각을 지닌 내향적 사고 • 혼자서 해결하려 한다. 〈어떤 문제가 발생하기 전까지는 조용하고 말이 없다〉 • 해결책을 찾기 위해 빠르게 움직인다. 〈해결책 제시가 빠르다〉
ESTP	- 내향적 사고를 지닌 외향적 감각 • 유연하고 관대하다. • 현실적이며 있는 그대로 받아들인다.
ESTJ	- 내향적 감각을 지닌 외향적 사고 • 늘 머릿속에 계획이 있다. • 논리적이고 분석적이다. • 타인의 어려움을 해결해 주려 한다.
ISFJ	- 외향적 감정을 지닌 내향적 감각 • 사람들을 배려하고 따뜻하다. • 책임감이 강하고 온정적이며 헌신적이다. • 리더보다 조력자의 역할이 편하다.
ISFP	- 외향적 감각을 지닌 내향적 감정 • 사람들과의 조화를 중요하게 생각한다. • 동정심이 많고 공감을 잘한다(친절하고 사려 깊다).
ESFP	- 내향적 감정을 지닌 외향적 감각 • 정이 많고 마음이 따뜻하다(공감력이 뛰어나다). • 친화력이 좋은 사교적이다. • 설득력이 있으며, 활동적이다(행동력이 강하다).

ESFJ	– 내향적 감각을 지닌 외향적 감정 • 공감을 잘 하고 매우 협조적이다. • 주변 신경을 많이 써주고 잘 챙긴다. • 시간 준수를 중요하게 여긴다.
INFJ	– 외향적 감정을 지닌 내향적 직관 • 판단 내리기까지 시간이 오래 걸리나 결정이 되면 추진력이 강하다. • 타인의 이야기를 잘 들어준다. 감정이입을 잘한다. • 통찰력이 있고 창의적이다.
INFP	– 외향적 직관을 지닌 내향적 감정 • 타인의 감정을 잘 알아차리고 살핀다(타인을 배려한다). • 관심 있는 분야에 몰두하지만 관심 없으면 무시를 한다.
ENFP	– 내향적 감정을 지닌 외향적 직관 • 활력과 에너지가 넘친다 정과 눈물이 많다(따뜻하고 친절하다). • 타인에게 공감과 감정이입을 잘 한다.
ENFJ	– 내향적 직관을 지닌 외향적 감정 • 공감을 잘하고 배려심이 많다. • 상대를 생각하고 배려하다 일의 진행이 느리기도 하다. • 칭찬을 좋아하며 타인에게 따뜻하며 타인이 성장하도록 도와준다.
INTJ	– 외향적 사고를 지닌 내향적 직관 • 직관적 판단을 믿는다. • 통찰에 대한 믿음을 지닌다.
INTP	– 외향적 직관을 지닌 내향적 사고 • 처음 보는 사람과 친해지기 어렵고 먼저 관찰을 한다. • 조용하고 개인적인 인간관계에 대한 흥미가 별로 없다.
ENTP	– 내향적 사고를 지닌 외향적 직관 • 밝은 에너지와 호기심이 많다. • 항상 새로운 가능성을 찾고 새로운 시도를 한다.
ENTJ	– 내향적인 직관을 지닌 외향적 사고 • 결단력이 있고 리더십이 있다.(리더의 역할을 한다) • 장기적인 계획과 목표를 즐긴다. • 호기심이 많고 고정된 일보다 새로운 도전을 선호한다.

제 5 장

의료서비스 상담

제5장 의료서비스 상담

1. 의료서비스 상담의 개념

상담이란 문제를 해결하거나 궁금증을 풀기 위하여 서로 의논하는 것을 뜻한다. 즉, 상담자가 고객에게 전문적 지식과 기능을 가지고 고객 자신과 환경에 대한 이해를 증진시키며 합리적이고 효율적인 행동양식을 증진시키거나 의사결정을 내릴 수 있도록 도와주는 활동을 의미한다. 병원 상담에는 상담자와 고객이 존재한다. 의료서비스 상담은 고객의 문제를 해결하기 위한 과정이기 때문에 고객이 상담의 중심이 된다.

병원에서는 진료과마다 다양한 상담이 이루어지는데 이때, 상담자와 고객과의 긍정적인 관계를 위한 라포 형성의 중요성을 인식하고 라포 형성을 위한 다양한 노력이 필요하다.

- 상담은 전문 상담자가 제공하는 전문적인 활동이다.
- 상담은 상담자와 고객의 관계에 기초를 둔 과정이다.
- 상담은 의사결정과 문제 해결을 돕는 활동이다.
- 상담은 고객으로 하여금 새로운 행동을 학습하거나 새로운 태도를 형성하도록 하는 것이다.
- 상담은 개인 존중에 기초한 고객과 상담자의 상호 협력 활동이다.

┃상담의 정의┃

1) 의료서비스 상담자

상담자란 서로 의논하여 문제를 해결할 수 있도록 도와주거나 궁금증을 풀어주는 일을 전문으로 하는 사람을 뜻한다.

의료서비스 상담자는 의사의 진단 내용을 기반으로 하여 고객이 추가적으로 궁금한 질문에 대한 답변을 포함한 전반적인 치료 및 시술 과정과 비용에 대한 안내를 통해 이후 시술 또는 치료 계획을 세울 수 있도록 도와준다.

(1) 의료서비스 상담자의 전문적 능력

병원에서의 상담은 진료의 특성에 따라 기본적인 의료 지식을 갖춘, 병원의 전반적인 시스템을 이해하고 활용할 수 있는 능력을 갖추고 있어야 한다. 또한 병원 실무 경험이 많을수록 병원의 프로그램, 문서 작성 및 작업, 전화응대, 불만 고객 응대 등에 따른 의료서비스 상담이 원활하다고 본다. 따라서 자신의 능력에 맞추어 상담 서비스를 제공할 수 있도록 전문적 능력을 유지·향상시키기 위한 다양한 교육과 연수를 참여하는 것이 좋다.

- 자기 자신의 교육과 수련, 경험 등에 의해 준비된 범위 안에서 전문적인 서비스와 교육을 제공한다.
- 자신이 가진 능력 이상의 것을 주장하거나 암시해서는 안 된다.
- 자신의 활동 분야에 있어서 전문적인 정보와 지식을 유지하기 위해 지속적인 교육과 연수의 필요성을 인식하고 참여한다.
- 의료기관에서는 상담자를 고용할 때 전문적인 능력을 갖춘 자를 선발해야 한다.

| 의료서비스 상담자의 윤리강령 |

(2) 의료서비스 상담자의 전문 자격

병원 근무에 필요한 전문 자격으로 인정되는 진료과에 따른 자격증은 국가자격증과 민간자격증으로 분류된다. 현재까지 의료서비스 상담을 위한 필수 자격요건은 존재하지 않는다.

하지만 의료서비스 상담은 의사의 소견에 따른 해석이 필요한 과정으로 의료서비스 상담을 위한 병원 근무자의 필수 전문 자격을 갖추도록 하는 것이 좋다.

구분	국가자격	국가공인자격	민간자격
모든 진료과	• 간호사 • 간호조무사	• SMAT(서비스 경영 자격)	• 병원코디네이터 • 병원상담매니저 • 병원상담사 • 병원행정사
내과	• 임상병리사 • 방사선사		
치과	• 치위생사		
피부과·성형외과	• 피부관리사		

(3) 의료서비스 상담의 정보 보호

상담은 고객의 다양한 정보를 분석·통합하는 과정이다.

고객의 상담 내용은 고객이 알리고 싶지 않은 비밀스러운 정보도 포함되어 있으며 의료법, 개인정보 보호법 등으로 보호받고 있다. 내용으로는 사생활과 비밀 보호, 기록, 비밀 보호의 한계, 상담 분류, 기타 목적을 위한 고객 정보의 사용 및 전자정보의 보호로 되어 있다. 개인정보의 보호는 타인에게 누설하거나 유출할 수 없으며, 고객이 요청하지 않는 경우 가족 간에도 공유할 수 없다.

① 의료서비스 상담자로써 지켜야 할 의무

- 상담자는 사생활과 비밀유지에 대한 고객의 권리를 최대한 존중해야 할 의무가 있다.
- 고객의 사생활 보호에 대한 권리는 고객과 상담자가 위임한 법정대리인에 의해 유예될 수 있다.
- 상담자는 고객의 사생활 침해를 최소화하기 위해서 문서 및 구두상의 보고나 자문 등에서 실제 의사소통된 정보만을 포함시킨다.
- 상담자는 사무보조원, 병원 모든 관계자를 포함한 모든 직원에게도 고객의 사생활과 비밀이 보호되도록 주지시켜야 한다.

② 의료법의 정보 누설 금지

의료인이나 의료기관 종사자는 이 법이나 다른 법령에 특별히 규정된 경우 외에는 의료·조산 또는 간호업무나 제17조에 따른 진단서·검안서·증명서 작성·교부 업무, 제18조에 따른 처방전 작성·교부 업무, 제21조에 따른 진료기록 열람·사본 교부 업무, 제22조제2항에 따른 진료기록부등 보존 업무 및 제23조에 따른 전자의무기록 작성·보관·관리 업무를 하면서 알게 된 다른 사람의 정보를 누설하거나 발표하지 못한다. 〈개정 2016. 5. 29.〉

제58조제2항에 따라 의료기관 인증에 관한 업무에 종사하는 자 또는 종사하였던 자는 그 업무를 하면서 알게 된 정보를 다른 사람에게 누설하거나 부당한 목적으로 사용하여서는 아니 된다. 〈신설 2016. 5. 29.〉

③ 개인정보 보호법

개인정보 보호 원칙	• 개인정보처리 목적의 명확성 • 개인정보의 정당한 수집 • 목적 외의 용도 활용 금지 • 개인정보의 처리 목적에 필요한 범위에서 개인정보의 정확성, 완전성 및 최신성의 보장 • 정보주체의 권리가 침해받을 가능성과 그 위험 정도를 고려한 개인정보의 안전한 관리 • 개인정보의 처리에 관한 사항의 공개 • 열람청구권 등의 정보주체의 권리 보장 • 사생활 침해 최소화 • 개인정보 수집 목적 달성 경우에 따른 익명 또는 가명 처리
민감정보의 처리 제한	• 사상·신념 • 노동조합·정당의 가입·탈퇴 • 정치적 견해 • 건강 • 성생활 • 정보주체의 사생활을 현저히 침해할 우려가 있는 개인정보 • 정보주체의 사생활 침해의 위험성이 있다고 판단될 우려가 있는 개인정보

(4) 고객의 사생활과 비밀 보호

① 개인정보 자료 수집 항목
- 이름
- 주민등록번호
- 차트 번호
- 주소
- 연락처
- 진료 항목 및 내용

- 치료 및 시술 내용
- 진료에 필요한 민감한 내용
- 그 외 필요한 인적 사항(소개 방문 등)
- 결제 내역

② 기록
- 초진차트
- 진료확인서
- 수술확인서
- 입퇴원확인서
- 진단서(일반진단서, 상해진단서, 병무용진단서 등)
- 소견서
- 간호기록지
- 수술기록지
- 판독기록지
- 진료비납입확인서
- 진료비세부내역서
- 처방전

2) 상담 고객

의료서비스 상담을 받으러 온 고객은 문제를 해결하거나 궁금증을 풀기 위하여 전문가에게 의견을 묻는 사람으로, 심리학에서는 상담실에 자발적으로 찾아와서 이야기하는 사람을 고객이라고 한다.

고객은 본인의 고민 또는 문제를 해결하기 위해 병원을 방문하게 된다. 이때, 전문적인 의료 지식을 갖춘 의사와의 진료를 희망하는데 진료 시 처음 들어보는 생소한 전문 용어나 설명에 대한 이해의 한계에 부딪히는 어려움을 호소하는 경우가 종종 있다.

2. 의료서비스 상담의 특징

　의료서비스 상담에서는 진료과 별 전문 지식, 상담이론 및 방법뿐 아니라 고객의 특징을 파악하는 것이 매우 중요하다. 또한, 의료서비스 상담자는 고객의 현재의 증상에 따른 고민이나 문제를 함께 해결해 나가기 위한 방안을 모색하고 치료 방향성을 제시할 수 있다.

1) 대상

　병원에 방문하는 상담의 대상은 크게 환자(아픈 사람)와 고객(아프지 않은 사람)으로 나뉜다. 환자는 질환이나 질병을 치료하기 위한 목적으로 방문하기 때문에 상담 시 의사의 진단에 따른 설명에 부가적인 부분을 안내할 수 있어야 한다. 고객은 치료적 부분과 치료 외적인 부분(비급여 항목에 해당하는 시술 및 수술 등)으로도 방문하게 된다.

2) 고객 유형의 이해

　고객 상담 과정에서 고객의 성별, 나이, 성격, 배경, 환경 등에 따라 나타나는 여러 가지 요소들이 상담에 미치는 영향을 매우 크다고 보고 있다.

　이 사항들을 잘 파악하여 상담하는 것이 중요하다.

성별	• 남성 • 여성
나이	• 10대(미성년자 포함) • 20대 • 30대 • 40~60대 • 70대 이상
성격	• 외향적 vs 내향적 • 혈액형 • DISC • MBTI

특징	• 시대적 배경 • 지역적 특성
환경	• 자연환경(예시: 기후) • 생활환경(예시: 여유) • 주변환경(예시: 중심이 되는 사건, 중요 관심사 등) • 조건환경(예시: 금전, 시간)

┃고객 유형┃

3) 올바른 정보 제공

의료서비스 상담은 의사의 진단 내용을 기반으로 한 상담으로 고객의 눈높이에 맞춰 다양한 방식으로 정보를 제공해야 한다. 정확하지 않는 정보는 최악의 경우 의료적 사고의 위험성이 있기 때문에 의료서비스 상담은 고객에게 정확한 정보를 제공해야 할 의무가 있다.

정보의 내용	• 진단 내용의 확인 • 추가 설명 • 재설명 • 비교 설명 • 과정 설명

┃정보의 내용┃

병원의 의료서비스 상담은 전문 상담의 자격, 전문 지식을 갖추거나 전문 지식 과정을 수료한 사람이 적합하다. 그 외 질환 및 질병의 치료 정도에 따라 고객의 심리적 안정감을 느낄 수 있도록 충분한 공감과 경청의 자세를 갖췄을 경우 고객 상담의 만족도가 높게 평가될 수 있다.

3. 의료서비스 상담의 종류

1) 대면 상담

고객은 병원 방문을 통하여 상담자와 직접적으로 얼굴을 마주하며 여러 가지 질문을 통한 궁금증을 해결하고 치료에 대한 다양한 방향성을 제시 또는 제안받을 수 있게 된다. 병원에서의 상담은 기본적으로 의료진과 전문 자격을 갖춘 상담자를 통해 진행되며, 상황에 따라 간단한 설명이나 비용 안내의 경우 코디네이터가 담당하기도 한다.

내과	내분비계 질환, 당뇨, 혈압, 건강검진 등
치과	유치 치료, 치아교정, 임플란트, 보철, 틀니 등
피부과	피부질환, 색소, 홍조, 여드름, 모공, 흉터, 탄력 등
성형외과	흉터, 눈, 코, 안면윤곽술, 안면거상술, 눈밑지방 재배치 등
산부인과	여성질환, 임신, 출산, 난임시술 등

∥ 진료과별 상담 분류 ∥

2) 비대면 상담

병원을 직접 방문하기 어려운 다양한 상황(시간적 여유, 거리상 문제, 비용 문제 등)이나 대면 상담에 대한 부담이 있는 경우 비대면 상담을 통해 정보를 수집할 수 있다. 비대면 상담으로는 전화상담과 온라인 상담이 있다.

홈페이지	홈페이지 운영자와 게시판을 통한 1:1 상담
카카오플러스채널	여러 명의 관리자를 통한 상담, 챗봇 자동 상담 등
네이버 톡톡	여러 명의 관리자를 통한 상담
기타	SNS(유튜브, 인스타그램 등)의 운영자와의 소통 상담

∥ 온라인 상담의 종류 ∥

3) 의료서비스 상담의 분류

의사	• 진료 상담 • 진단에 따른 시술 상담 • 진단에 따른 수술 상담
상담실장	• 시술 과정 및 비용 상담 • 수술 과정 및 비용 상담 • 입원 수속 및 비용 상담
코디네이터	• 진료 비용 안내 • 시술 비용 안내 • 수술 비용 안내 • 입원 수속 안내

4) 의료서비스 상담 영역 분류

진료실 상담	• 질병 또는 질환에 대한 상담이 진행된다. • 진단에 따른 수술이 필요한 경우 수술의 진행과정에 대한 상담이 진행된다.
상담실 상담	• 진료내용을 기반으로 한 상담이 진행된다. • 진료를 통한 진단이 필요하지 않은 증상 상담의 경우 고객의 동의에 상담실 상담을 우선적으로 진행할 수 있다. • 상담실 상담은 고객의 눈높이에 맞춘 상담으로 진료실 상담보다 쉬운 설명이 필요하다. • 상담실 상담을 통해 시술 또는 수술에 대한 과정, 시술 과정에 나타날 수 있는 증상, 비용, 부작용 등 진료 중 안내되지 못한 기본적인 필수 항목을 안내해야 하며 이때, 설명의 일부 항목이 누락되지 않도록 주의해야 한다.
데스크 상담	• 접수 고객의 간단한 상담이 가능한 공간이다. • 설명의 절차가 복잡하지 않으며, 1회 또는 단기 시술을 진행할 경우, 단기 시술만으로도 효과가 나타나는 일부 항목에 한하여 상담할 수 있다. • 고객의 질문에 따라 시술 시 사용되는 장비명, 시술 등록 시 결제 금액, 시술에 따른 시술 동의서 작성 등을 포함한 간략한 상담이 가능하다.

4. 의료서비스 상담의 준비 과정

병원에서의 상담은 고객의 상담 목적에 따라 접근방식의 차이가 날 수 있다. 간단한 처치나 시술의 경우 시술 과정 및 진행 순서, 비용에 대한 안내 후 진행으로 절차가 간단하다. 하지만 위급한 상황의 수술인 경우, 상담은 고객의 마음이 편안한 상태로 신중한 결정이 이뤄질 수 있도록 해야 한다. 따라서 상담실은 최적의 상담이 진행될 수 있도록 몇 가지 항목을 갖춰야 한다.

1) 의료서비스 상담자의 태도

의료서비스 상담자는 친절하고 수용적이며 어색하지 않은 분위기로, 호의적이고 상담에 최선을 다한다는 느낌을 전해야 한다. 의료서비스 상담자로서 갖추어야 할 대표적인 기본 법칙으로는 KSA의 태도(Attitude)에서 에티켓, 매너, 서비스 마인드, 문제해결능력 등을 볼 수 있다.

2) 상담실의 위치

상담실의 위치가 너무 외진 곳과 너무 눈에 잘 띄는 곳은 고객에게 부담스럽거나 안전하지 못하다는 느낌을 줄 수 있기 때문에 병원의 구조를 잘 파악하여 상담실의 위치를 설정할 수 있어야 한다. 또한, 상담실은 편안한 상담이 가능하도록 상담에 필요한 도구를 제외한 것은 비치하지 않는 것이 상담 집중도를 높일 수 있다.

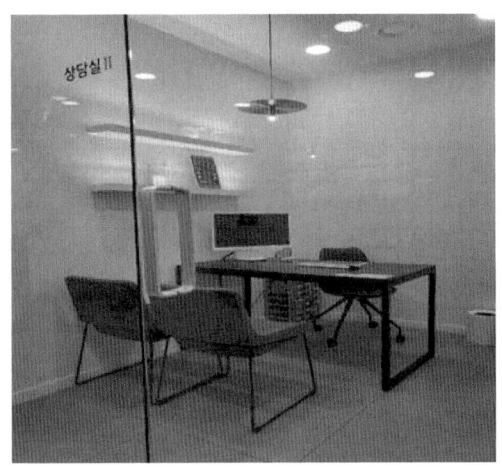
┃상담실의 좋은 예┃

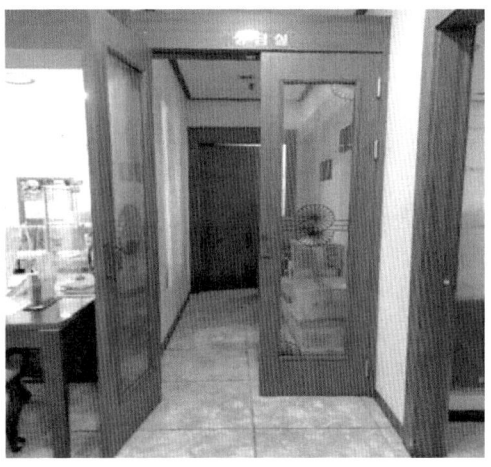
┃상담실의 나쁜 예┃

3) 상담실 분위기

상담실은 고객이 마음의 문을 잘 열 수 있도록 편안한 분위기를 조성해야 한다. 어색하고 긴장된 분위기 속에서 상담이 진행되며 고객의 마음이 불안정할 경우 불편함, 불안 등의 심리상태로 인해 상담 내용이 잘 전달되지 않을 수 있다.

4) 내부 환경

상담실의 내부는 깨끗한 환경과 상담 시 상담 내용이 잘 전달될 수 있도록 소음의 차단, 상담 내용이 외부로 노출되지 않도록 한 방음 시설, 조명의 각도(세심한 배려 차원) 등을 잘 갖추고 있어야 한다.

5) 상담 도구

상담실에는 상담에 필요한 기본적인 도구를 갖추고 있어야 한다. 기본적인 상담 도구로는 컴퓨터(CRM), 상담자료, 검사지, 검사결과지 등이 있다.

내과	인바디 측정기, 체중계, 체온계 등
치과	치아 모형, 칫솔, 치실 등
피부과	피부 측정기, 시술 장비 모형, 거울, 디자인 펜슬 등
성형외과	3D 입체 CT, 가슴 보형물, 거울, 디자인 펜슬 등

(1) 피부과 상담 시 필요한 도구들

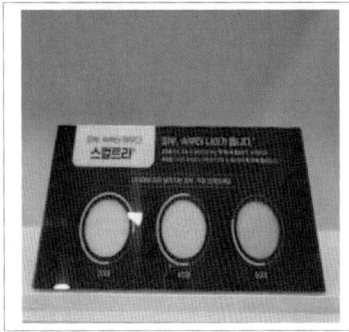 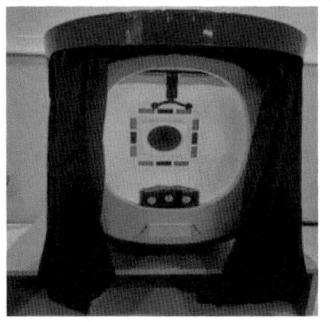 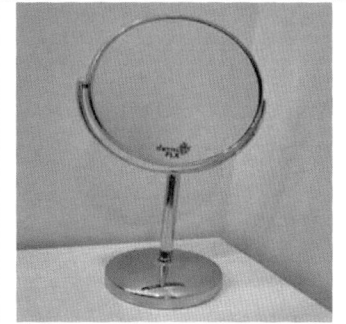

(2) 치과 상담 시 필요한 도구들

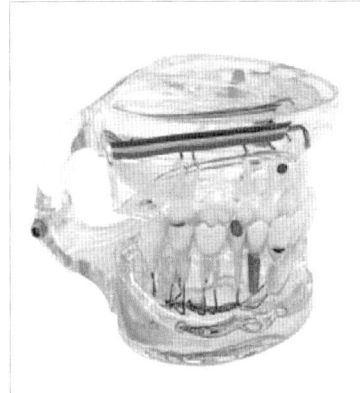 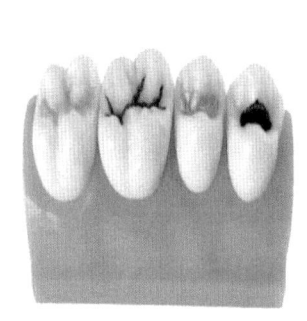 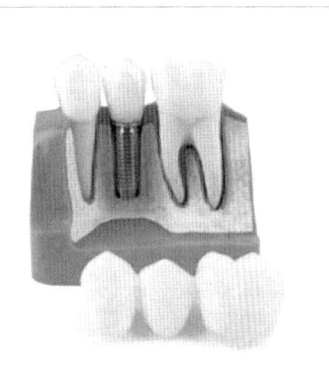

6) 의료서비스 상담의 구분

의료서비스 상담은 상담의 기본적인 틀을 만들어 구조화에 따른 초기, 중기, 후기로 3단계 상담이 진행될 수 있다. 상담을 진행하기에 앞서 구조화된 일반적 상담 순서를 파악하여 고객에게 전달할 필수 내용에 대해 누락을 예방하는 것이 매우 중요하다.

① 접수
② 진료에 필요한 검사
③ 진단 설명
④ 원인 설명
⑤ 치료 방법 설명
⑥ 치료 기간 설명
⑦ 시술 방법 설명
⑧ 시술 구성 및 확인 설명
⑨ 일정 체크 확인
⑩ 동의서 서명 및 결제

| 의료서비스 상담 프로세스 |

(1) 초기 상담

초기 상담은 대부분 고객과의 첫 만남에서 이뤄지는 과정이다.

고객과의 관계 형성이 이후 진행될 상담 과정에 큰 영향을 미칠 수 있다. 상담은 고객과 상담자 간의 관계를 잘 형성하기 위한 과정이다. 의료서비스 상담에서는 인간적이면서도 정확한 정보 전달이 요구되는 관계로 맺어지는 특성을 가지고 있다. 심리학에서는 인간관계의 기술로 인지, 행동, 정서적인 측면의 전문적이고 체계적인 상담으로 더욱 전문적인 상담기술이 요구되고 있는데 최근 의료서비스 상담을 포함한 일반적인 상담에서도 심리학 상담 기법이 많이 활용되고 있다.

① 초·재진의 분류
- 초진 : 병원 방문 이력이 없는 고객
- 재진 : 병원 방문 이력이 있는 고객

② 초·재진에 따른 상담법 적용

초진 대상 상담법	환영	(미소 지으며) 안녕하세요, 반갑습니다.
	개방적인 태도	(고객을 향한 자세로) 이쪽으로 편하게 앉아주세요.
	아이컨택	(자연스럽게 눈을 바라보며) 편하게 말씀해 보세요. 어떤 것이 궁금하세요? 제일 궁금한 것이 무엇인가요? 불편한 부분이 어디세요?
	경청	(고개를 끄덕이며) 아, 그러셨군요/그러시군요.
	공감	(맞장구치며) 그래서 불편하셨군요/아프셨군요.
	지지적 발언	(격려하며/위로하며) 잘 방문하셨어요.
재진 대상 상담법	탐색	바라보며) 과거, 경과는 어떠셨나요? 몸 상태는 괜찮으셨어요?
	깊이 있는 공감	(이해하며) 아, 많이 불편하셨을 수도 있으셨겠네요. 효과가 없으셨다니 유감이군요.
	해석	(시기에 맞게) 현 증상은 진단에 따른 일시적 증상인 것으로 보이네요. 치료 과정에서 나타날 수 있는 반응 중 하나예요.
	즉각적 반응	(격려하며/위로하며) 현 증상을 다시 치료하기 위해서 필요한 것을 함께 찾아볼게요.

(2) 중기 상담

중기 상담은 초기 상담에서 설정한 상담 목표를 달성하기 위해 중간 점검하는 단계이다.

- 상담한 내용에 대한 재안내
- 추가 질문을 통한 방향성 검토
- 목표에 따른 문제 해결을 위한 직면하기
- 목표에 따른 실제적 도움 요소에 대한 안내

┃중기 상담 시 다뤄지는 내용┃

(3) 후기 상담

후기 상담은 초기 상담에 설정한 목표가 잘 달성되었는지 확인하며 고객에게 목표에 따른 결과를 설명하고 평가하는 단계이다. 이 단계에서는 고객에게 의료서비스 상담에 대한 평가가 크게 두 가지로 만족 또는 불만족으로 나타난다. 상담 목표가 만족스러운 결과로 나타날 경우 감사함, 고마움 등과 같은 긍정적인 감정을 느끼게 된다. 반면, 불만족스러운 결과로 나타날 경우 고객은 상담자에게 당혹감, 버림받은 느낌과 같은 부정적인 감정을 느끼며 상담 과정에 대한 불만을 표출할 수 있기 때문에 주의가 필요하다.

〈병원의 각종 체크(점검) 리스트 활용편〉

평가	요소	주요 평가 내용	점수 (5점 척도)	모니터링
통화연결 상태	통화 연결 시	통화하기 쉬운가?		
	발신음 횟수	신속히 전화를 받는가?		
친절도	대화의 명확성	또박또박 정확한 발음과 속도인가?		
	답변의 충실도	질문에 대해 충실이 답변하는가?		
	말투의 친절도	말투가 밝고 친절한가?		
응대태도	최초응대 시	인사 여부, 소속, 성명을 밝은 목소리로 하는가?		
	통화종료 시 인사 및 마무리	종료 시 감사말과 인사를 하는가?		
	통화종료시	고객보다 나중에 조용히 끊는가?		
		합 계		

┃ 전화 응대 체크리스트 ┃

문항	O	X
1. 내 양옆 입꼬리는 항상 위로 올라가 있다		
2. 밝게 잘 웃는다고 칭찬받은 적이 있다		
3. 평소에 사진 찍는 것을 즐긴다		
4. 사진을 찍으려고 미소 짓는 것이 어색하지 않고 편안하다		
5. 다양한 표정이 있는 편이다		
6. 사람과 마주치면 대부분 먼저 인사하는 편이다		
7. 처음 보는 사람이나 어른과 마주할 때 눈 맞춤이 불편하지 않다		
8. 얼굴을 움직이는 동작, 대표적인 윙크가 편안히 잘 되는 편이다		
9. 웃으면 눈 모양이 작아지고 눈꼬리가 내려간다		
10. 활짝 웃는 모습이 미소보다 잘 어울린다		
합 계		

┃ 나의 표정 진단하기 ┃

	해석
5개 이하	수줍음이 많고 부끄러움을 많이 타거나 차가운 인상이라는 말을 많이 듣는다
	미소만을 통해서 어필하기에는 부족할 수 있고 적극적인 감정 표현과 표정을 만들어가는 것이 좋은 타입이다
	다수의 사람들이 당신을 어려워 조심스럽거나 지루해 할 수 있다
5~7개	매사에 진지하고 신중한 사람으로 현명하며 현실적인 사람으로 타인이 인식하는 타입이다
	앞에 나서거나 주목받기를 좋아하지는 않지만 많은 매력과 감성을 가지고 있다
	자신이 호감이 있고 마음이 간다면 어려 감정을 표현하고 표정도 나타나지만 평소에는 많은 사람이 당신의 참모습을 모르고 지내는 경우가 있다
7개 이상	주위의 사람들이 당신을 친절하고 유쾌하다고 여긴다
	현실적이지만 재미가 있는 사람으로 매력적으로 느껴지기 때문에 주위의 이목을 사로잡는다
	자신감과 당당함이 있다

┃ 나의 표정 해석하기 ┃

❙ 의료서비스인의 용모·복장에 따른 체크리스트 ❙

항목	내용	1	2	3	4	5
헤어	깔끔하고 청결하게 손질되어 있습니까					
	화려하지 않은 퍼머 머리입니까					
	튀지 않는 컬러색의 머리입니까					
	튀지 않는 헤어핀, 머리끈 등의 착용하지 않았습니까					
	앞머리가 흘러내리거나 눈을 가리지 않습니까					
메이크업	기초 메이크업이 되어 있습니까					
	수수한 메이크업의 느낌으로 화장을 하였습니까					
	본인의 장점은 살리고 너무 튀지 않는 메이크업을 하였습니까					
복장	본인 사이즈에 맞는 복장을 착용하였습니까					
	지나치게 구겨지지 않았습니까					
	보기 흉한 이물질이 묻어 있지 않습니까					
	자켓, 스커트, 슬랙스의 단처리는 깔끔합니까					
	청결한 상태로 다림질이 잘 되어 있습니까					
	어깨에 비듬이나 머리카락이 붙어 있지 않습니까					
	사내 규정에 따른 근무복을 착용하였습니까					
	스커트가 너무 짧거나 슬랙스의 통이 너무 크지는 않습니까					
	여분의 스타킹을 소지하고 있습니까					
	스타킹 또는 양말은 흰색, 검정, 살색 등으로 튀지 않는 색상입니까					
신발	깨끗이 닦여 있습니까					
	사내 규정에 따른 신발을 착용하였습니까					
	뒤축이 벗겨지거나 닳거나 구겨 신지는 않았습니까					
네일	사내 규정에 따른 손톱 길이와 매니큐어를 하고 있습니까					
	매니큐어의 색은 튀지 않는 투명 또는 베이지 컬러를 하고 있습니까					
	항시 청결한 손과 손톱을 유지하고 있습니까					
악세사리	사내 규정에 따른 악세사리를 착용하였습니까					
	업무에 방해되는 화려하거나 큰 악세사리를 착용하지는 않았습니까					
	지나치게 많은 악세사리를 착용하지는 않았습니까					
향기	너무 진한 향수를 과도하게 뿌리지 않았습니까					
	음식냄새가 배어나지 않도록 양치. 섬유탈취제를 사용하고 있습니까					
합 계						

∥ 외부고객 MOT (고객접점) 체크리스트 ∥

항목	내용
온라인(on-line) : 홈페이지·네이버· 구글 검색	웹사이트가 다양한 방법으로 운영(최신 버전 업데이트)되고 있는가
	웹사이트상 병원 정보 수집(3-ware)이 가능한가
	웹사이트상 병원 정보 수집 과정의 접근 방식이 어렵지 않은가
	웹사이트상 병원의 철학이나 운영 방침 확인이 가능한가
	웹사이트상 병원의 의료진 소개가 나와있는가
	웹사이트상 병원의 진료과목 및 진료시간이 표기되어 있는가
	웹사이트상 병원의 주요 시술 및 보유 장비 확인이 가능한가
	웹사이트상 병원 공지사항·게시판·자유게시판 등의 소통 공간이 마련되어 있는가
SNS (social networking service)	SNS 운영(최신 버전 업데이트)을 하고 있는가
	SNS가 운영되고 있는 항목은 어떤 것이 있는가
	SNS상 병원 정보 수집 과정의 접근 방식이 어렵지는 않은가
	SNS상 병원의 의료진 소개가 나와있는가
	SNS상 병원의 진료과목 및 진료시간이 표기되어 있는가
	SNS상 병원의 주요 시술 및 보유 장비 확인이 가능한가
	SNS상 고객과의 소통 공간이 마련되어 있는가
예약 : 홈페이지·네이버· 카카오채널	홈페이지·네이버·카카오채널·전화 등의 예약 시스템이 운영되고 있는가
	예약 시스템 담당 관리자와 책임자로 나뉘어 관리되고 있는가
	예약이 가능한 요일 및 시간의 공지가 되어있는가
	예약 신청 후 1시간 이내 예약 확정이 이루어지고 있는가
	예약 시 고객이 희망하는 요일과 시간에 예약이 원활한가
	예약 시 예약 가능 항목과 불가능 항목이 존재하는가
	예약 시 예약 인원에 제한을 두고 있는가
	예약 확정 시 증공소의대를 기반으로 한 사전 문진(초·재진, 진료내용, 치료경험, 소개, 당일 치료 계획, 퇴실 시간, 소요시간 등)이 이루어지고 있는가
	서비스 제공자는 KSA에 따른 지식, 기술, 태도를 잘 갖추고 있는가

전화	전체	사용하고 있는 전화기의 사용법을 알고 있는가
		전화기 옆 메모 도구가 준비되어 있는가
		전화의 목적을 파악하고 적절한 응대가 이루어졌는가
		기록이 필요한 내용은 복창하며 더블 체크하였는가
		기록이 필요한 내용은 메모를 하며 정확히 이해하였는지 확인하면서 응대하였는가
		전화 메모 시 육하원칙에 따른 기록으로 작성하였는가
		전화 메모를 전달 시 전화 대상의 정보(성명, 차트 번호, 연락처 등), 전달할 내용, 전화받은 사람의 정보를 전달하였는가
		전화 메모의 내용으로 다시 전화를 해야 하는 상황의 경우 다시 전화 통화가 가능한 시간 또는 통화할 시간을 미리 확인해두었는가
		전화 통화 시 중요한 부분은 강조하며 고객의 눈높이에 맞는 이해하기 쉬운 표현을 하였는가
		전화 통화 시 통화할 대상 또는 통화의 내용을 모르는 경우 전화를 바꾸어 줄 때 대상의 정보(성명, 차트 번호, 연락처 등)를 알려주었는가
		전화 통화시 통화할 상대가 부재중일 경우 부재중인 사유와 통화 가능한 시간을 알려주거나 통화가 필요한 내용을 메모로 남겨놓을지의 여부를 확인하였는가
		전화 통화 시 고객이 자신과의 대화에 성의를 다하고 있다는 느낌을 받을 수 있도록 친절히 응대하였는가
		전화를 통해 전달되는 음정, 음색, 템포는 상냥하고 친절함이 느껴지도록 응대하였는가
		서비스 제공자는 KSA에 따른 지식, 기술, 태도를 잘 갖추고 있는가
	수신 (전화를 받을 때)	전화벨이 3번 울리기 전 신속하게 전화를 받았는가
		전화를 받기 전 목소리를 가다듬고 밝은 목소리로 인사와 소속, 이름을 밝혔는가
	발신 (전화를 걸 때)	전화를 걸기 전 목소리를 가다듬고 밝은 목소리로 인사와 소속, 이름을 밝혔는가
		전화통화 마무리 시 마무리 인사 후 수화기를 내려놓으며 전화를 끊었는가
		전화통화 마무리 시 상대방의 전화기를 내려놓는 소리를 확인한 후 전화기를 내려놓았는가
이동경로	전체	첫 방문도 방문하기 어렵지 않은 곳에 위치하고 있는가
	자차	자차 이동 시 주차 공간이 확보되어 있는가
		자차 이동 시 네비게이션 검색이 원활한가

이동경로	대중교통	대중교통(지하철·버스) 이동 시 병원 위치 파악이 원활한가
		대중교통(지하철·버스) 이동 시 가는 편 정류장에서 병원 위치가 5분 이내 가까운 거리에 위치하고 있는가
		대중교통(지하철·버스) 이동 시 오는 편 정류장까지 병원 위치가 5분 이내 가까운 거리에 위치하고 있는가
	도보	도보 이동 시 병원 위치 파악이 원활한가
		도보 이동 시 인도길로 통행이 가능한가
		도보 이동 시 병원 안내 표지판을 통해 병원을 쉽게 찾아갈 수 있도록 되어 있는가
건물 입구		이동경로에 따라 건물 입구가 잘 보이는 곳에 위치하고 있는가
		건물 입구 간판 또는 보조 간판·배너·안내문 등의 부착으로 병원을 쉽게 확인할 수 있는가
		건물 입구를 진입할 때 방해 요소(건물 입주 업체의 홍보물·택배 박스·분리수거 용품 등)이 진입로를 방해하지는 않는가
		건물 입구의 출입문 부근이 위생관리가 잘 되어 진입할 때 불쾌감 없이 편안한 방문을 유도하고 있는가
		건물 입구가 정문과 후문으로 자유로운 출입이 가능한가
주차시설		주차장 입구가 찾기 쉬운 곳에 위치하고 있는가
		주차장 진입 시 진입 통제 차량이 있지는 않은가
		발렛 파킹이 가능한가
		주차 요금이 별도로 부과되고 있는가
		병원 방문 시 주차 요금 전액 지원이 되고 있는가
		주차장은 충분한 차량을 수용 가능한 여유 있는 주차공간이 확보되어 있는가
		주차장의 주차칸은 차량의 크기보다 넉넉한 공간의 소형·중대형으로 분리되어 있는가
		주차장 건물의 기둥이 주차 후 차량문을 여는 위치에 있지 않아 차량문을 쉽게 열 수 있도록 되어 있는가
		주차장의 환풍기 시설이 잘 갖추어져 있는가

엘리베이터	엘리베이터 수는 여유 있게 확보되어 있는가
	엘리베이터는 짝수·홀수층으로 분리되어 운영되고 있는가
	엘리베이터는 저속이 아닌 고속 엘리베이터로 운영되고 있는가
	엘리베이터 내부에 병원 층수 확인이 가능하도록 위치 안내문이 부착되어 있는가
	엘리베이터 내부게시판을 통한 병원 이벤트 사항을 쉽게 확인할 수 있도록 이벤트 안내문을 부착되어 있는가
계단	건물 내 계단 출입이 원활한가
	건물 내 계단의 높이가 높지 않은 편으로 연령에 상관없이 모든 고객이 이용에 불편함이 없도록 되어 있는가
	건물 내 금연으로 계단 내부 담배 냄새, 환풍기 시설로 쾌적한 공기로 관리되고 있는가
	건물 내 계단의 위생·전등관리 잘 되어 이용이 편리한가
	건물 내 계단 이용 시 방해 요소(건물 입주 업체의 홍보물·택배 박스·분리수거 용품 등)이 진입로를 방해하지는 않는가
출입구	엘리베이터 위치에서 출입구가 잘 보이는 곳에 위치하고 있는가
	계단 출입구의 위치에서 출입구가 잘 보이는 곳에 위치하고 있는가
	이동경로에 따라 병원 출입구까지 가는 방향의 표기가 되어 있는가
	입구 주변에 보조간판·배너·안내문 등의 부착으로 병원을 쉽게 확인할 수 있는가
	출입구를 진입할 때 방해 요소(택배 박스·분리수거 용품 등)이 진입로를 방해하지는 않는가
	출입구의 출입문 부근이 위생관리가 잘 되어 진입할 때 불쾌감 없이 편안한 방문을 유도하고 있는가
	출입구의 자유로운 출입이 가능한가

접수	서비스 제공자는 고객과의 첫 만남에서 맞이 인사를 통해 고객에게 환대 받는 느낌을 주었는가
	원무과의 접수창구가 구분되어 있는가
	접수 시 연령과 상관없이 모든 고객의 접수가 원활하도록 탭·키오스크·종이 접수증 등을 활용한 접수방법이 진행되고 있는가
	접수의 어려움을 호소하는 고객에게 접수 도우미 직원이 항시 상주하고 있는가
	접수 시 간단한 문진 접수(증상, 추가 증상, 발생일, 복용 약물, 약물알러지 유무)가 진행되고 있는가
	접수 시 접수의 내용을 확인한 뒤 본 병원에서 진료가 가능한지에 대한 유무 판단이 가능한가
	접수 시 노출을 꺼려 하는 부위의 진료일 경우 진료 시 동성 직원의 동행 유무, 처치실에서의 진료 연결, 진료실에서의 진료 가능한지에 대한 의견 등의 사전 확인이 이루어지고 있는가
	접수 시 진료를 보고자 희망하는 의사를 선택할 수 있는 선택권이 고객에게 주어지는가
	접수 후 진료를 보기까지 기다릴 수 있는 대기시간에 대한 안내가 충분히 안내 되었는가
	서비스 제공자는 KSA에 따른 지식, 기술, 태도를 잘 갖추고 있는가
대기공간	고객의 대기공간이 마련되어 있는가
	대기공간은 여유 공간이 충분히 확보된 상태인가
	대기공간 내 쇼파, 의자는 편안한가
	대기공간 내 대기시간을 지루하게 느껴지지 않도록 TV·잡지·쇼파·음료·정수기·휴대폰 충전기 등이 비치되어 있는가
	대기공간의 테이블, 바닥, 문 등의 위생관리는 잘 되어 있는가
	대기공간에서 다른 접점 구간의 이동이 편리한가

화장실	병원 내 화장실이 위치하고 있는가
	병원 내 화장실이 위치하고 있지 않다면 병원 내부에서 화장실까지 이동거리가 짧은 편인가
	병원 내 화장실은 몇 칸으로 운영되고 있는가
	화장실 내부에 화장실 용품(가글, 손 세정제, 타올, 휴지 등)이 비치되어 있는가
	화장실 바닥 청소 후 물기는 잘 제거되어 있는가
	화장실 세면대 위 물기, 거울, 세면대 안 위생관리는 잘되어 있는가
	화장실 볼 일을 볼 때 고객이 불편하지 않도록 방음시설과 잔잔한 음악이 틀어져 있는가
기타 편의 시설	병원 건물 내부에 편의점 또는 커피숍, 약국 등의 기타 편의 시설이 위치하고 있는가
	병원 근처에 편의점 또는 커피숍, 약국 등의 기타 편의 시설이 가까운 곳에 위치하고 있는가
상담실	고객 상담 공간이 별도도 마련되어 있는가
	상담실 공간은 고객 상담이 편안하고 쾌적한 공간으로 마련되어 있는가
	고객 전문 상담자가 상주하고 있는가
	상담실 내부는 개인정보의 오픈이 가능한 공간으로 마련되어 있는가
	상담실 내부에 상담에 필요한 도구들(컴퓨터, 메모지, 펜, 거울, 테블릿 등)이 마련되어 있는가
	상담실 내부에 병원 상담과 관련된 자료들이 마련되어 있는가
	상담실 내부에 상담자의 명함 또는 병원 명함이 비치되어 있는가
	상담 프로세스를 갖추고 있는가
	상담자는 KSA에 따른 지식, 기술, 태도를 잘 갖추고 있는가

진료실	고객 진료 공간이 별도로 마련되어 있는가
	진료실 공간은 고객 진료가 가능한 쾌적한 공간으로 마련되어 있는가
	고객 전문 의료진이 상주하고 있는가
	진료실 내부는 개인정보의 오픈이 가능한 공간으로 마련되어 있는가
	진료실 내부에 진료에 필요한 기구나 도구들(컴퓨터, 메모지, 펜, 거울, 테블릿, 확대경 등)이 마련되어 있는가
	진료실 내부에 병원 상담과 관련된 자료들이 마련되어 있는가
	진료실 내부에 의료진의 명함 또는 병원 명함이 비치되어 있는가
	진료 프로세스를 갖추고 있는가
	의료진은 KSA에 따른 지식, 기술, 태도를 잘 갖추고 있는가
처치실	고객 처치 공간이 별도로 마련되어 있는가
	처치실 공간은 고객 진료가 가능한 위생적인 공간으로 마련되어 있는가
	간호 자격을 갖춘 간호사, 간호조무사가 상주하고 있는가
	처치실 내부는 개인정보의 오픈이 가능한 공간으로 마련되어 있는가
	처치실 내부에 처치에 필요한 기구나 필요한 물건들(컴퓨터, 메모지, 펜, 거울, 테블릿, 확대경 등)이 마련되어 있는가
	처치 시 처치에 필요한 소모품은 위생적으로 관리되고 있는가
	처치 시 철저한 소독관리가 진행되고 있는가
	서비스 제공자는 KSA에 따른 지식, 기술, 태도를 잘 갖추고 있는가

수술실	수술실이 별도로 마련되어 있는가
	수술실 공간은 위생적인 공간으로 철저한 소독관리가 이루어지고 있는가
	수술 시 수술 자격을 갖춘 의료진 외 수술실 업무가 가능한 간호사, 간호조무사 등이 상주하고 있는가
	수술실 내부는 개인정보의 오픈이 가능한 공간으로 마련되어 있는가
	수술 시 내부에 수술에 필요한 기구들(수술 장비, 메스, 시저, 거즈 소독솜 등)이 마련되어 있는가
	수술 시 수술에 필요한 의료 기구는 위생적이고 철저하게 소독 관리되고 있는가
	수술실 내부에 수술의 위험성에 따라 위급상황을 대처한 비상 물품들이 마련되어 있는가
	의료진을 포함한 서비스 제공자는 KSA에 따른 지식, 기술, 태도를 잘 갖추고 있는가
회복실	고객 회복 공간이 별도로 마련되어 있는가
	회복 공간은 고객이 충분한 회복을 할 수 있는 편안한 공간으로 마련되어 있는가
	간호 자격을 갖춘 간호사, 간호조무사가 상주하고 있는가
	회복실 내부는 개인정보가 가능한 공간으로 마련되어 있는가
	회복실 내부에 회복에 필요한 기구나 필요한 물건들(컴퓨터, 메모지, 펜, 거울, 테블릿, 확대경 등)이 마련되어 있는가
	회복실 내부에 회복관리에 필요한 소모품은 위생적으로 관리되고 있는가
	회복실 내부에 시술 또는 수술의 위험성에 따라 위급상황을 대처한 비상 물품들이 마련되어 있는가
	서비스 제공자는 KSA에 따른 지식, 기술, 태도를 잘 갖추고 있는가

입원실	입원실이 별도로 마련되어 있는가
	입원실은 1인실, 2인실, 다인실 등으로 여유 있는 공간이 확보되어 있는가
	입원실 공간은 위생적인 공간으로 철저한 소독관리가 이루어지고 있는가
	입원 병동에 전문 자격을 갖춘 의료진 외 병동 업무가 가능한 간호사, 간호조무사 등이 상주하고 있는가
	입원실 내부는 개인정보의 오픈이 가능한 공간으로 마련되어 있는가
	입원 병동 내부에 수술에 필요한 기구들(기초 검사 장비, 거즈 소독솜 등)이 마련되어 있는가
	입원 병동 내부에 처치 및 시술, 수술 등에 필요한 의료기구는 위생적으로 철저하게 소독 관리되고 있는가
	입원 병동 내부에 입원 시 위급상황을 대처한 비상 물품들이 마련되어 있는가
	의료진을 포함한 서비스 제공자는 KSA에 따른 지식, 기술, 태도를 잘 갖추고 있는가
예약	원무과의 예약 창구가 구분되어 있는가
	예약 시 연령과 상관없이 모든 고객의 예약이 원활하도록 탭·키오스크 외 대면 간호사 등을 통한 예약 방법이 진행되고 있는가
	예약의 어려움을 호소하는 고객에게 도움을 줄 수 있는 예약 도우미 직원이 항시 상주하고 있는가
	예약 시 진료 이력에 따른 내용 확인과 함께 예약이 진행되고 있는가
	예약 시 의료진을 선택할 수 있는 선택권이 고객에게 주어지는가
	서비스 제공자는 KSA에 따른 지식, 기술, 태도를 잘 갖추고 있는가

수납	원무과의 수납창구가 구분되어 있는가
	수납 시 연령과 상관없이 모든 고객의 수납이 원활하도록 탭·키오스크 외 대면 간호사 등을 통한 수납방법이 진행되고 있는가
	직접 수납의 어려움을 호소하는 고객에게 도움을 줄 수 있는 수납 도우미 직원이 항시 상주하고 있는가
	수납 시 의료진에 따른 특진비 발생에 대해 사전 안내를 받았는가
	수납 후 배웅인사까지 최선을 다해 마무리 응대를 하였는가
	서비스 제공자는 KSA에 따른 지식, 기술, 태도를 잘 갖추고 있는가
입퇴원수속	원무과의 입퇴원 수속이 구분되어 있는가
	입퇴원 수속 시 연령과 상관없이 모든 고객의 입퇴원이 원활하도록 탭·키오스크 외 대면 간호사 등의 도움을 통한 입퇴원 수속 방법이 진행되고 있는가
	입퇴원 수속 시 사후 방문 또는 예약에 대한 사전 안내를 받았는가
	입퇴원 수속 후 배웅인사까지 최선을 다해 마무리 응대를 하였는가
	서비스 제공자는 KSA에 따른 지식, 기술, 태도를 잘 갖추고 있는가

참고 문헌

고진아. '비만클리닉 병원코디네이터의 기능 및 역할분석.' 국내석사학위논문 성균관대학교 과학기술대학원, 2011. 서울.

국가공인 SMAT 서비스경영능력시험 Module A 비즈니스 커뮤니케이션(2020). (주)시대고시기획

권정선 외(2023) 병원코디네이터 병원서비스매니저 실무. 은하출판사.

김란(2020). 조직공정성 지각이 직무만족과 직무몰입에 미치는 영향 : 조직비전 조절을 중심으로.

김영주 외(2020). 미용인을 위한 병원코디네이터, 메디시언.

남윤주(2020). 고객행복을 위한 신뢰 기반 고객접점관리. 대전대학교 대학원. 박사학위논문.

대한병원코디네이터협회(2019). NCS 병원안내 기반 병원코디네이터. 제4판, 계축문화사.

문상식(2014). 의료서비스마케팅. 보문각.

박금자(2002). 병·의원 서비스 개선을 위한 고객접점(MOT) 서비스 적용 사례. 경희대학교 경영대학원. 석사학위논문.

박종태(2015). 서비스테러리스트 블랙컨슈머 제대로 알고 대처하기. 책과나무.

아리스토텔레스(2016). 형이상학. 동서문화사.

얀 칼슨(2023). MOT 진실의 순간 15초. 현대지성.

양용훈 외(2022). 2022 에듀윌 SMAT 모듈 A. 에듀윌.

양호민. '한국 의료서비스 전달체계의 공간 확산 연구'. 국내박사학위논문 서울대학교 대학원, 2019.

윤대홍, 박기혁(2023). 의료기관 환경의 불확실성 측면이 시장지향성과 조직성과에 미치는 영향. K기업경영연구원.

윤미정(2019). '의료서비스 종사자들의 심리적 소진이 직무몰입에 미치는 영향'. 건양대학교 상담대학원. 석사학위논문.

윤서영(2019). 진상고객 갑씨가 등장했다. 커리어북스.

이병철 외(2015). 피부미용CS 고객상담. 메디시언.

이상돈(2016). 네트워크 의료기관 경영의 법적 허용과 그 한계. 영남대학교 법학연구소.

이수빈(2023). NCS기반 병원 코디네이터 실무. 이오.

이인영(2016). 국민건강보험법상 임의비급여의 개선방안 연구. 고려대학교 고려대학원 박사학위논문.

이종경 외(2020). 의료서비스 마케팅. 포널스 출판사.

임은하. '고객만족경영과 조직 내 커뮤니케이션이 의료서비스 품질에 미치는 영향에 관한 연구.' 국내석사학위논문 숭실대학교 경영대학원, 2011. 서울.

전신철 외(2022). 병원코디네이터 3판. 포널스 출판사.

전형주 외(2015). 병원코디네이터. 구민사.

정연화. '일차의료기관에서의 병원코디네이터 업무에 관한 연구.' 국내석사학위논문 부산가톨릭대학교 생명과학대학원, 2010. 부산.

정순례 외(2016). 청소년 상담 이론과 실제. 학지사.

제원우 외(2017). 경영하고 사랑하며 행복하라. 디씨전.

조선일보. 2023년 7월 우리나라와 OECD 보건의료 지표 비교.

조형래. '병원의 의료서비스 특성이 관계품질을 매개로 의료서비스 성과에 미치는 영향.' 국내박사학위논문 단국대학교 대학원, 2017. 경기도.

최해림 외(2014). 전문적 상담 현장의 윤리. 학지사.

한덕웅 외(2015). 사회심리학. 학지사.

한용준, '질병의 경중도에 따른 의료서비스 품질 요인이 고객만족에 미치는 영향에 관한 연구'. 경희대학교 대학원. 석사학위 논문, 2006.

JTBC NEWS(2023). 홈페이지, https://news.jtbc.co.kr/article/article.aspx?news_id=NB12147307 2023, 10, 09 자료얻음

더 유니폼, 홈페이지, https://the-uniform.com/ 자료얻음

라린느, 홈페이지, https://http://lalunestyle.com/ 자료얻음

머니투데이(2009). 홈페이지, https://www.moneys.co.krnewsmwView.phpno=2019022709198053685 2019, 02, 27 자료얻음

스칸디나비아 홈페이지, https://www.flysas.com/en/ 자료얻음

조선일보(2016). 홈페이지, https://www.chosun.com/site/data/html_dir/2016/01/25/2016012502226.html 2016, 01, 25 자료얻음

조선일보(2021). 홈페이지, https://www.chosun.com/international/international_general/2021/01/20/YOFLXY72EJDTXIUDI74BPKEYGM/ 2021, 01, 2 자료얻음

제네사 스토어. 홈페이지, https://smartstore.naver.com/genessa/ 2024, 01, 06 자료얻음

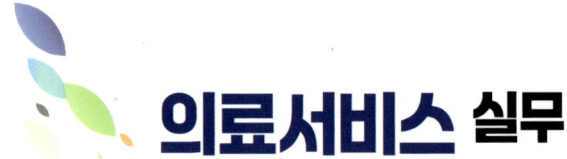

정가 17,000원

ISBN 979-11-6627-539-5

93510

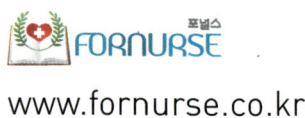

www.fornurse.co.kr